乡村振兴院士行丛书

丛书主编 邓子新

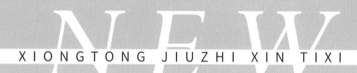

NEW

XIONGTONG JIUZHI XIN TIXI

胸痛救治新体系

本册主编 霍 勇

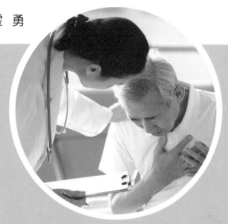

U0232615

长江出版传媒 湖北科学技术出版社

图书在版编目（CIP）数据

胸痛救治新体系 / 霍勇主编 . —武汉 : 湖北科学
技术出版社，2023.3
（乡村振兴院士行丛书 / 邓子新主编）
ISBN 978-7-5706-2367-9

Ⅰ.①胸… Ⅱ.①霍… Ⅲ.①胸痛—诊疗 Ⅳ.① R441.1

中国版本图书馆 CIP 数据核字（2022）第 253504 号

策划编辑：唐　洁　雷霈霓　　　　　　责任校对：陈横宇
责任编辑：林　潇　　　　　　　　　　封面设计：张子容　胡　博

出版发行：湖北科学技术出版社　　　　电　　话：027-87679468
地　　址：武汉市雄楚大街 268 号　　　邮　　编：430070
　　　　　（湖北出版文化城 B 座 13~14 层）
网　　址：www.hbstp.com.cn

印　　刷：湖北新华印务有限公司　　　　邮　　编：430035

787mm×1092mm　　　　1/16　　　　5 印张　　　　　　　80 千字
2023 年 3 月第 1 版　　　　　　　　　　2023 年 3 月第 1 次印刷
　　　　　　　　　　　　　　　　　　　定　　价：28.00 元

编 委 会

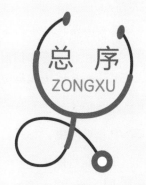

总序
ZONGXU

　　十里西畴熟稻香，垂垂山果挂青黄。几十年前，绝大多数中国人都在农村，改革开放以后，才从农村大量迁徙到城市，几千年的农耕文化深植于每个中国人的灵魂，可以说中国人的乡愁跟农业情怀密不可分，我和大多数人一样每每梦回都是乡间少年的模样。

　　四十多年前，我走出房县，到华中农学院（现华中农业大学）求学，之后一直埋头于微观生物的基础研究，带着团队在"高精尖"层次上狂奔，在很多人看不见的领域取得了不少成果和表彰。党的十九大以来，实施乡村振兴战略，成为决胜全面建成小康社会、全面建设社会主义现代化国家的重大历史任务，成为新时代"三农"工作的总抓手。2022年，党的二十大报告又再次提出全面推进乡村振兴，坚持农业农村优先发展，坚持城乡融合发展，加快建设农业强国，扎实推动乡村产业、人才、文化、生态、组织振兴等一系列部署要求。而实现乡村振兴的关键，就在于能有针对性地解决问题。对农业合作社、种植养殖大户等要加大农业新理念、新技术和新应用培训，提升他们科学生产、科学经营的能力；对留守老人、妇女等要加大健康保健、防灾防疫等知识的传播，引导他们更新生活理念，养成健康的生活习惯与生活方式；对农村青少年等要加大科学兴趣的培养，把科学精神贯穿于教育的全链条，为乡村全面振兴提供高素质的人才储备。

　　所以当2021年有人提议成立农业科普工作室时，我们一拍即合，连续开展了38场农业科普活动，对象涵盖普通农民、农业公司、广大市民、高校师生，发起了赴乡村振兴重点县市的乡村振兴院士行活动。农业科普活动就像星星之火，如何形成燎原之势，让科普活动的后劲更足，还缺乏行之有效的抓手，迫切需要将农业科普活动中发现的疑难点汇集成册，让大家信手翻来。在湖北科学技术出版社的支持下，科普工作室专家将市民、农民、企业深度关注的热点、难点和痛点等知识汇集成册，撰写成了"乡村振兴院士行丛书"。

本丛书重点围绕发展现代农业和大健康卫生事业两方面，对当前农业从业人员和医护人员普遍关注的选种用种、种植业新技术、水产养殖业、畜牧养殖业、农业机械化、农产品质量安全、特色果蔬、中药材种植及粗加工、科学用药理念及农村健康医疗救治体系建设等方面内容，分年度组织专家进行编写。丛书采用分门别类的形式，借助现代多媒体融合技术，进行深入浅出的总结，文字生动、图文并茂、趣味性强，是一套农民和管理干部看得懂、科技人员看得出门路，普适性高、可深可浅的科普读物和参考资料。

"乡村振兴院士行丛书"内容翔实，但仍难免有疏漏和不足之处，恳请各级领导和同行专家提出宝贵意见。

邓子新

2022 年 10 月 26 日

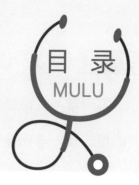

目 录
MULU

第一篇 乡村振兴健康先行 / 1

第一章　国民健康"头号杀手"——心血管疾病 ············ 3

第二章　什么是急性心肌梗死 ························· 7

第三章　小心！心肌梗死的六大危险因素 ············ 14

第四章　警惕！这些行为可能导致急性心肌梗死 ········ 19

第五章　急性心肌梗死急救 30 问 ··················· 22

第六章　不慌！急性心肌梗死预防早知道 ············ 44

第二篇 乡村救治，诊疗为重 / 49

第一章　县乡村，心血管疾病防治的首要战场 ·········· 51

第二章　"小"单元有大作用，看乡村医生显身手 ······ 52

第三章　急性心肌梗死患者怎么诊断？这里说全了 ······ 53

第四章　想要溶栓效果好，抗凝药物不可少 ············ 55

第五章　溶栓在基层的重要性 ······················· 56

第六章　心梗时刻抢分秒，心电网络"神助攻" ·········· 57

第一章　生命接力，一场大山深处的救援 …………… 61

第二章　与死神赛跑，耄耋老人的急救之路 ………… 63

第三章　雪夜奔赴，生死竞速 ………………………… 65

第四章　无缝对接！一条生命绿色通道 …………… 67

第五章　一位普通村医的自白 ………………………… 69

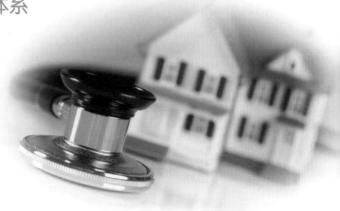

第一篇

DI-YI PIAN

乡村振兴健康先行

XIANGCUN ZHENXING JIANKANG XIANXING ▶▶▶

第一章

国民健康"头号杀手"
——心血管疾病

一 我国心血管疾病现状

心血管疾病，即心脏和血管疾病的统称，泛指由于高脂血症、血液黏稠、动脉粥样硬化、高血压等导致的心脏、大脑及全身组织发生的缺血性或出血性疾病。

随着社会经济的发展，国民生活方式发生了剧变，加上人口老龄化及城镇化进程的影响，心血管疾病已经位居我国城乡居民总死亡原因的首位，给居民和社会带来的经济负担日渐加重。

目前，我国心血管疾病患病率仍处于上升阶段。《中国心血管健康与疾病报告 2020》显示，我国心血管疾病现患病人数 3.3 亿，其中脑卒中 1300 万、冠心病 1139 万、心力衰竭 890 万、心房颤动 487 万、肺源性心脏病 500 万、风湿性心脏病 250 万、先天性心脏病 200 万、下肢动脉疾病 4530 万、高血压 2.45 亿。

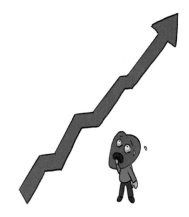

心血管疾病已成为国民健康"头号杀手"

二 农村心血管疾病死亡率更高

《中国卫生健康统计年鉴 2019》显示，农村心血管疾病死亡率从 2009 年起超过并持续高于城市水平。

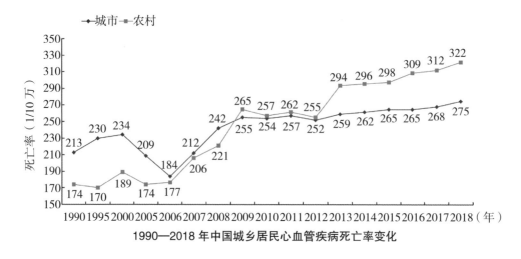

1990—2018 年中国城乡居民心血管疾病死亡率变化

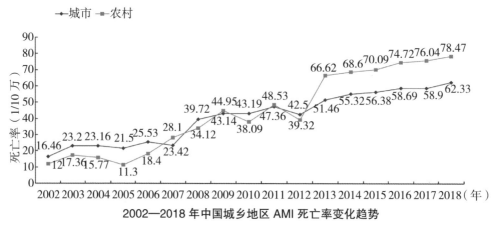

2002—2018 年中国城乡地区 AMI 死亡率变化趋势

2002—2018 年急性心肌梗死（AMI）死亡率总体呈上升态势，从 2005 年开始，AMI 死亡率呈快速上升趋势。农村地区 AMI 死亡率于 2007 年、2009 年、2011 年超过城市地区，自 2012 年开始农村地区 AMI 死亡率明显升高，并于 2013 年起持续高于城市水平。

2018 年农村、城市因心血管疾病致死的人，分别占死亡率的 46.66% 和 43.81%，也就是说，有近一半人是因为心血管疾病而去世的。让科学健康的疾病防治知识深入乡村，让广大乡村百姓理解并做好风险因素管理，是遏制心血管疾病趋势的重要手段。

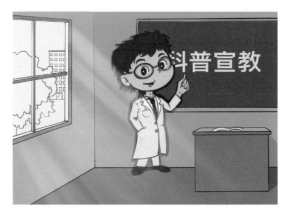

了解它才能战胜它

三 常见的心血管疾病

常见的心血管疾病分为器质性和功能性两大类。

器质性心血管疾病包括高血压、冠心病、心律失常、心力衰竭、心肌炎、心肌病、先天性心脏病、心脏瓣膜病、心包疾病、感染性心内膜炎、心脏骤停和心源性猝死、主动脉和周围血管病。

功能性心血管疾病主要有心脏神经官能症。

1. 高血压

血压是指动脉血管内的血液对血管壁形成的压力值。如果压力值持续高于正常，就是高血压。高血压是最常见的心血管疾病，同时也是各种心脑血管疾病的重要危险因素，因此更要长期管理，积极治疗。

2. 冠心病

冠心病主要是由血液流通不畅以及血管狭窄等造成的。红细胞没有办法很好地制氧，就容易出现冠心病。如果有气短心悸、胸闷症状，那么就会让心前区出现疼痛以及紧缩样的疼痛，在受到刺激、身体过于劳累以及受寒的时候症状就非常明显。

3. 心律失常

正常情况下，心脏会在心脏电传导系统的指挥下按照固定频率和节律跳

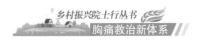
动,从而将新鲜的血液泵出,通过血管输送到全身以提供生命支持,而心律失常就是指心脏传导系统异常而引起心跳不规则,过快或过慢。轻则可使患者感到心悸、头晕,重则可导致晕厥、猝死。

4. 心绞痛

心绞痛也是心血管疾病的一种,可以分为不稳定型和稳定型。如果是稳定型的心绞痛,那么患者使用一些药物就可以让绞痛的症状消失;如果是不稳定型的心绞痛,即便是服用药物症状也没有办法消失,需要及时到医院好好治疗。

5. 心力衰竭

心力衰竭是指心脏收缩 / 舒张功能减退,导致不能有效泵出血液的一组临床综合征,俗称心衰。目前我国心衰的患病率约为 1.3%,全国大约有 2000 万患者,其中,多数为 65 岁以上的老年人,在 75 岁以上的老年人中心衰的患病率达 4.1%。我国每年新发心衰的患者约 100 万人,心衰成为严重影响老年人寿命及生活质量的重要疾病。

6. 肺源性心脏病

肺源性心脏病也是心血管疾病的一种,主要是由肺结核、支气管哮喘、阻塞性肺气肿或者慢性支气管炎没有得到及时治疗而慢慢发展过来的,会让心脏出现肥大的情况。如果情况严重的话,会出现心力衰竭以及呼吸衰竭。

7. 心脏神经官能症

心脏神经官能症是一种以心血管疾病症状为主要表现的临床综合征,常常因为精神心理问题或神经功能失调出现心悸、胸痛、气短、乏力等表现,多发于 20 ～ 50 岁中青年女性,尤其是更年期女性。

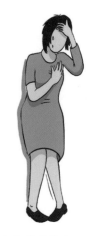

**更年期雌激素水平下降,
易造成冠脉功能紊乱**

第二章
什么是急性心肌梗死

一 急性心肌梗死的基本概念

急性心肌梗死是一种常见的心血管急危重症，是冠心病的另一种类型。急性心肌梗死发作往往是由于冠状动脉被血栓阻塞，继而导致局部的心肌急性缺血、损伤、坏死造成的。临床上多有剧烈而持久的胸骨后疼痛，休息及硝酸酯类药物不能完全缓解，伴有血清肌钙蛋白增高及进行性心电图变化，可并发心律失常、休克或心力衰竭，常危及生命。

心肌梗死发作后，如果不能尽快予以救治，心肌坏死的面积就会逐渐变大，6～8小时完全坏死。因此，抢救越早越好，起病后的120分钟是开通被闭塞的血管，从而抢救心肌的黄金时段。

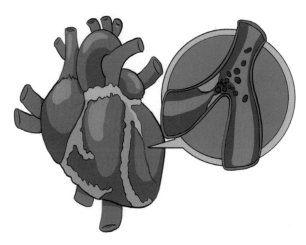

心肌梗死

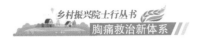
二 急性心肌梗死如何识别

急性心肌梗死常由过度疲劳、激动、暴饮暴食、寒冷刺激、便秘、吸烟、大量饮酒等诱发。约半数以上的急性心肌梗死患者在起病前1~2天，甚至1~2周有前驱症状，最常见的是原有的心绞痛加重，发作时间延长，或用硝酸甘油的效果变差；继往无心绞痛者突然出现长时间心绞痛。

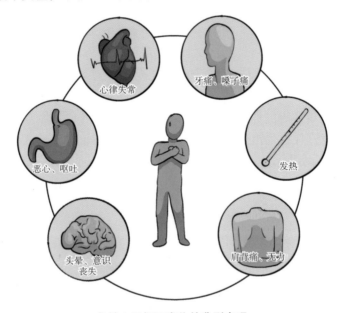

急性心肌梗死发作的典型表现

典型的急性心肌梗死症状包括下列几种。

（1）突然发作剧烈而持久的胸骨后或心前区压榨性疼痛，休息和含服硝酸甘油不能缓解，常伴有烦躁不安、出汗、恐惧或濒死感。

（2）少数患者无疼痛，一开始即表现为休克或急性心力衰竭。

（3）部分患者疼痛位于上腹部，可能误诊为胃穿孔、急性胰腺炎等急腹症；少数患者表现为颈部、下颌、咽部及牙齿疼痛，易误诊。

（4）神志障碍。可见于高龄患者。

（5）全身症状。难以形容的不适、发热。

（6）胃肠道症状。表现恶心、呕吐、腹胀等，下壁心肌梗死患者更常见。

（7）心律失常。见于75%~95%患者，发生在起病的1~2周内，以24

小时内多见。前壁心肌梗死易发生室性心律失常，下壁心肌梗死易发生心率减慢、房室传导阻滞。常因心室纤颤导致心搏骤停。

（8）心力衰竭。主要是急性左心衰竭，在起病的最初几小时内易发生，也可在发病数日后发生，表现为呼吸困难、咳嗽、发绀、烦躁等症状。

（9）低血压、休克。急性心肌梗死时由于剧烈疼痛、恶心、呕吐、出汗、血容量不足、心律失常等可引起低血压。大面积心肌梗死（梗死面积大于40%）时心排血量急剧减少，可引起心源性休克，收缩压低于80mmHg，面色苍白，皮肤湿冷，烦躁不安或神志淡漠，心率增快，尿量减少（少于20mL/h）。

三 急性心肌梗死存在哪些并发症?

急性心肌梗死存在诸多并发症。

1.心脏破裂

常发生在心肌梗死后1～2周，好发于左心室前壁下1/3处。原因是梗死灶失去弹性，心肌坏死、中性粒细胞和单核细胞释放水解酶所致的酶性溶解作用导致心壁破裂，心室内血液进入心包，造成心包填塞而引起猝死。另外，室间隔破裂，左心室血液流入右心室，可引起心源性休克和急性左心衰竭。左心室乳头肌断裂，可引起急性二尖瓣关闭不全，导致急性左心衰竭。

2.室壁瘤可发生在心肌梗死早期或梗死灶已纤维化的愈合期

由梗死心肌或瘢痕组织在心室内压力作用下，局限性地向外膨隆而形成室壁瘤。室壁瘤可继发附壁血栓、心律不齐及心功能不全。

3.附壁血栓形成

多见于左心室。由于梗死区内膜粗糙，室壁瘤处出现涡流等原因而诱发血栓形成。血栓可发生机化，少数血栓因心脏舒缩而脱落引起动脉系统栓塞。

4.心律失常

多发生在发病早期，也可在发病1～2周内发生，以室性早搏多见，可发生室性心动过速、心室颤动，导致心脏骤停、猝死。缓慢性心律失常如心动过缓、房室传导阻滞多见于下壁梗死患者发病早期，多可恢复，少数需永久起搏器治疗。

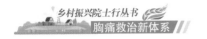

5. 心力衰竭和心源性休克

可见于发病早期，也可于发病数天后出现，详见临床表现部分。

6. 心肌梗死后综合征

一般在急性心肌梗死后 2～3 周或数月内发生，表现为心包炎、胸膜炎或肺炎，有发热、胸痛等症状，可反复发生，可能为机体对心肌坏死形成的自身抗原的过敏反应。

四 急性心肌梗死的治疗

急性心肌梗死发病突然，应及早发现，及早治疗，并加强入院前处理。治疗原则为挽救濒死的心肌，缩小梗死面积，保护心脏功能，及时处理各种并发症。

1. 监护和一般治疗

无并发症患者急性期应卧床 1～3 天；血氧饱和度低于 90% 的患者应给予吸氧，持续心电监护，观察心率、心律变化及血压和呼吸；低血压、休克患者必要时监测肺毛楔入压和静脉压，低盐、低脂、少量多餐、保持大便通畅。无并发症患者 3 天后逐步过渡到坐在床旁椅子上吃饭、下床大小便及室内活动，一般可在 2 周内出院；有心力衰竭、严重心律失常、低血压等患者卧床时间及出院时间需酌情延长。

2. 镇静止痛

小剂量吗啡静脉注射为最有效的镇痛手段，也可用哌替啶（杜冷丁）。烦躁不安、精神紧张者可给予地西泮（安定）口服。

3. 调整血容量

入院后尽快建立静脉通道，前 3 天缓慢补液，注意出入量平衡。

4. 再灌注治疗，缩小梗死面积

再灌注治疗是急性 ST 段抬高心肌梗死最主要的治疗措施。在发病 12 小时内开通闭塞的冠状动脉，恢复血流，可缩小心肌梗死面积，减少死亡率。越早使冠状动脉再通，患者获益越大。"时间就是心肌，时间就是生命。"因此，对所有急性 ST 段抬高型心肌梗死患者就诊后必须尽快做出诊断，并尽快采用再灌注治疗的策略。

（1）直接经皮冠状动脉介入治疗（pPCI）。对于有急诊 PCI 条件的医院，并有能力在患者到达医院后 90 分钟内完成导丝通过闭塞段血管的情况下，对所有发病 12 小时以内的急性 ST 段抬高型心肌梗死患者均应进行 pPCI 治疗，使冠状动脉再通恢复心肌血供。急性期原则上只对梗死相关动脉进行处理。对合并心源性休克患者不论发病时间长短都应行急诊冠脉造影，根据造影结果适合 pPCI 治疗的患者，应在循环支持下行 pPCI。因此，急性 ST 段抬高型心肌梗死患者应尽可能到有 pPCI 条件的医院就诊。

（2）溶栓治疗。如无急诊 PCI 治疗条件，或不能在首次医疗接触后 90 分钟内完成导丝通过，也无法在首次医疗接触后 120 分钟内完成 pPCI 时，若患者无溶栓治疗禁忌证，对发病 12 小时内的急性 ST 段抬高型心肌梗死患者应进行溶栓治疗。常用溶栓剂包括尿激酶、链激酶和重组组织型纤溶酶原激活剂（rt-PA）等，静脉注射给药。溶栓治疗的主要并发症是出血，最严重的是脑出血。溶栓治疗失败的患者应立即转院实施补救 PCI，治疗成功的患者应尽早转至有 PCI 条件的医院进一步治疗。非 ST 段抬高型心肌梗死患者不应进行溶栓治疗。

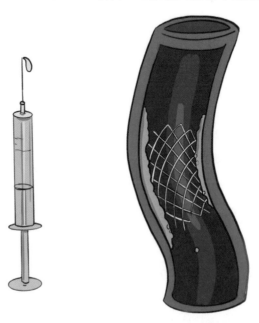

再灌注治疗是心梗最有效的治疗方式

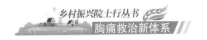

5. 药物治疗

持续胸痛患者若无低血压可静脉滴注硝酸甘油。所有无禁忌证的患者均应长期口服阿司匹林，置入药物支架患者一般应服用替格瑞洛或氯吡格雷一年，未置入支架患者至少服用一个月。应用 rt-PA 溶栓或未溶栓治疗的患者可用低分子肝素皮下注射或肝素静脉注射 3～5 天。对无禁忌证的患者应给予 β 受体阻滞剂。对无低血压的患者应给予肾素–血管紧张素转氨酶抑制剂（ACEI），对 ACEI 不能耐受者可应用血管紧张素受体阻滞剂（ARB）。对 β 受体阻滞剂有禁忌证（如支气管痉挛）而患者持续有缺血或心房颤动、心房颤动伴快速心室率，而无心力衰竭、左室功能失调及房室传导阻滞的情况下，可给予维拉帕米或地尔硫卓。所有患者均应给予他汀类药物。

6. 抗心律失常

偶发室性早搏可严密观察，不需用药；频发室性早搏或室性心动过速（室速）时，立即用利多卡因静脉注射继之持续静脉点滴，效果不好时可用胺碘酮静脉注射；室速引起血压降低或发生室颤时，尽快采用直流电除颤。对缓慢心律失常，可用阿托品肌肉注射或静脉注射；Ⅱ～Ⅲ度房室传导阻滞时，可安置临时起搏器。室上性心律失常：房性早搏不需特殊处理，阵发性室上性心动过速和快心室率心房颤动可给予维拉帕米、地尔硫卓、美托洛尔、洋地黄制剂或胺碘酮静脉注射。对心室率快、药物治疗无效而影响血流动力学者，应直流电同步电转复。

7. 急性心肌梗死合并心源性休克和泵衰竭的治疗

肺水肿时应吸氧，静脉注射吗啡、呋塞米（速尿），静脉点滴硝普钠。心源性休克可用多巴胺、多巴酚丁胺或间羟胺（阿拉明）静脉滴注，如能维持血压，可在严密观察下加用小剂量硝普钠。药物反应不佳时应在主动脉内气囊反搏术支持下行直接 PCI，若冠状动脉造影病变不适于 PCI，应考虑急诊冠状动脉搭桥手术。

8. 出院前评估及出院后生活与工作安排

出院前可进行 24 小时动态心电监测、超声心动图、放射性核素检查，发现是否存在有症状或无症状性心肌缺血和严重心律失常，了解心功能，从而估计预后，决定是否需血管重建治疗，并指导出院后活动量。

出院后 2～3 个月，可酌情恢复部分工作，以后，部分患者可恢复全天工作，但要避免过劳或过度紧张。

第三章

小心！心肌梗死的六大危险因素

一 高血压

在我国，每5个成年人中就有1个高血压患者，一项亚太队列研究（APCSC）显示，收缩压每升高10mmHg，人群中发生致死性心肌梗死风险就会增加31%。

理想的血压范围是收缩压（俗称"上压"）在90～120mmHg，舒张压（俗称"下压"）在60～80mmHg。在未使用降压药物的情况下，诊室收缩压高于或等于140mmHg和（或）舒张压高于或等于90mmHg就是高血压，介于120～139mg/80～89mmHg定为正常高值血压，同样需要预防和管理。

遗传因素是患高血压的一大重要因素。大约60%的高血压患者有家族史。其他如长期的精神紧张、激动、焦虑，受噪声或不良视觉刺激等精神和环境因素；年龄因素（发病率有随着年龄增长而增高的趋势）；摄入过多钠盐、大量饮酒、吸烟等不良生活习惯等都会在一定程度上导致高血压。

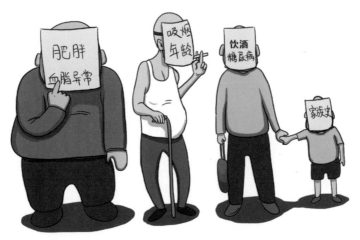

高血压、高胆固醇血症是心血管疾病的主要危险因素

高血压的症状因人而异。早期可能无症状或症状不明显，常见的是头晕、头痛、颈项板紧、疲劳、心悸等。仅仅会在劳累、精神紧张、情绪波动后发生血压升高，并在休息后恢复正常。随着病程延长，血压明显持续升高，逐渐会出现各种症状。此时被称为缓进型高血压病。缓进型高血压病常见的临床症状有头痛、头晕、注意力不集中、记忆力减退、肢体麻木、夜尿增多、心悸、胸闷、乏力等。高血压的症状与血压水平有一定关联，多数症状在紧张或劳累后可加重，清晨活动后血压可迅速升高，出现清晨高血压，所以心脑血管事件多发生在清晨。

当血压控制不佳，突然升高到一定程度时甚至会出现剧烈头痛、呕吐、心悸、眩晕等症状，严重时会发生神志不清、抽搐，这就属于高血压危重症，可进展为急进性高血压，在短期内发生严重的心、脑、肾等器官的损害和病变，如心肌梗死、肾衰竭等。

二 血脂异常

血脂异常，通常是指血液中的胆固醇、低密度脂蛋白胆固醇、甘油三酯升高和（或）高密度脂蛋白胆固醇降低。胆固醇广泛存在于我们体内，它不仅参与形成细胞膜，而且是合成胆汁酸、维生素 D 以及甾体激素的原料。胆固醇又分为高密度脂蛋白和低密度脂蛋白，其中高密度脂蛋白被称为"好胆固醇"，能够通过促进胆固醇逆向转运、抗氧化、抗炎等机制来实现抗动脉粥样硬化，保护心血管。低密度脂蛋白称为"坏胆固醇"，它是导致动脉粥样硬化性心脏病的"重要杀手"。

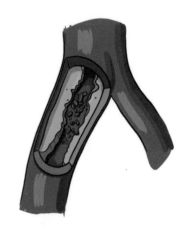

高血脂是导致动脉粥样硬化的"重要杀手"

近年来，随着生活水平的大幅提高，血脂异常已成为国人冠心病发病和死亡迅速增加的主要原因。数据显示，在我国，有 92% 的冠心病患者合并血脂异常。而在普通人中，每 10 个人中就有一个人有血脂异常。

15

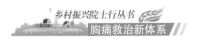

人体内的胆固醇主要有两个来源：一个是体内（主要是肝脏）合成的，占70% ~ 80%；另一个是饮食摄入的，占20% ~ 30%。所以，少吃高胆固醇的食物（例如动物脑、蛋黄、鹌鹑蛋、鱼子、鱿鱼、墨鱼、肥肉、动物内脏等）是可以让胆固醇部分下降的。

但是，由于70% ~ 80%的胆固醇是体内自身合成的，这个主要与基因相关，与饮食关系不大。

因此，如果控制饮食后胆固醇仍不达标，或胆固醇高于目标值过多（预估控制饮食不能达标），该吃药还是要吃药。

三 糖尿病

2013年流行病学调查显示，我国18岁以上成人糖尿病患病率为10.4%，且发病年轻化，农村人群糖尿病患病率增长快速。2型糖尿病是动脉粥样硬化性疾病的主要危险因素之一，而动脉粥样硬化性疾病是2型糖尿病患者致死和致残的主要原因。加强对糖尿病患者心血管疾病相关风险的管理有非常重要的意义。

糖尿病和急性心肌梗死关系是非常密切的，急性心肌梗死是糖尿病的一个很常见的并发症，同时也是糖尿病患者的主要死亡原因之一。因为糖尿病所伴随的胰岛素抵抗、机体的炎症状态、凝血系统的异常、血管内皮功能紊乱，还有高血糖的直接作用等，会共同导致心脏的冠状动脉发生粥样硬化，从而导致心肌梗死的发生。糖尿病患者发生急性心肌梗死和非糖尿病患者发生急性心肌梗死是有一定区别的。首先，糖尿病合并急性心肌梗死的患者冠状动脉

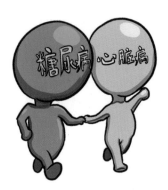

心肌梗死是糖尿病患者最常见的并发症之一

的病变往往是呈弥漫性的，而非糖尿病合并急性心肌梗死的患者冠状动脉的病变没有糖尿病患者那么具有弥漫性。因为糖尿病还可以损伤神经，所以有一部分人甚至可能发生无痛性急性心肌梗死。

四 吸烟

吸烟使急性心肌梗死（acute myocardial infarction，AMI）患病风险最高增加 7 倍。吸烟和二手烟暴露是心血管病主要的可预防因素之一。

吸烟容易引起心梗的原因是吸烟后动脉血液中一氧化碳含量升高。一氧化碳和血红蛋白结合，就会减少氧气和血红蛋白的结合。

身体内各种组织的氧供给减少了，其中也包括心肌，就会损伤动脉内皮细胞。而内皮细胞的损伤给血小板和脂质的聚集创造了条件，促使动脉粥样硬化病变发生和血栓形成。

另外烟中的尼古丁也会影响人的心血管健康，导致血压和心率上升，冠状动脉痉挛。

> 想一想
> 被动吸烟会增加急性心肌梗死发生的概率吗？

基层医生已经认识到吸烟的危害和戒烟干预的重要性，但相应的戒烟知识和戒烟技巧仍需要提高。

有研究发现，被动吸烟者肌钙蛋白水平增加，其发生急性心肌梗死的可能性是不稳定心绞痛的 4.6 倍；此外，与没有被动吸烟者相比，被动吸烟的急性冠脉综合征患者出院后 30 天内再发心脏事件（死亡或再入院）的危险增加 25%，也就是说，25% 的急性冠脉综合征患者出院后再发的心脏事件与被动吸烟有关。

五 肥胖

BMI 又称体重指数，指的是体重（kg）除以身高（m）的平方得出的数字，正常 BMI 范围应该在 18 ~ 24 kg/m^2，BMI 在 24 ~ 27 kg/m^2 为超重，BMI 超出 $28kg/m^2$ 是肥胖，超重、肥胖患者发生急性心肌梗死的风险也会大幅上升。

多年研究表明，肥胖与高血压、冠心病等有关。不论是儿童或是成年人，体重与血压高低、冠心病发生率均有一定相关性。在一段时间内体重上升快的人，其血压升高也快，发生冠心病的可能性也增加。

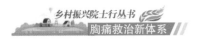

六 饮酒

我国居民饮酒率高,多数研究认为饮酒不利于健康。2018 年世界卫生组织（World Health Organization，WHO）明确表明饮酒没有"安全值"，无论多少，只要饮酒即可对健康产生不良影响。大量饮酒会增加冠心病风险。

第四章

警惕！这些行为可能
导致急性心肌梗死

一 暴饮暴食

为了帮助消化，大量进食过后，人体的大量血液会向胃肠转移，供应心脏的血液相对减少，从而会加重心肌缺血，增加心脏负担。如果吃得过于油腻，摄入太多脂肪，还可能导致血液黏稠度增加，促进血栓形成，进而引发急性心肌梗死。

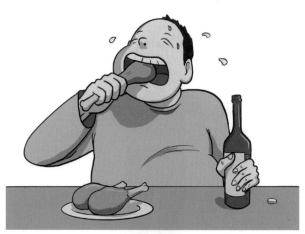

暴饮暴食不可取

二 情绪波动

人们在情绪激动时，心脏承受的风险最大。过悲、过喜、惊吓、愤怒等情绪波动都会使血压升高、交感神经兴奋，这时候往往容易诱发急性心肌梗死、心律失常等一系列的心脏问题，加重病情。

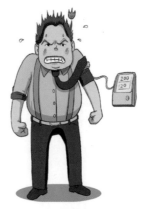

急火易攻心

三 剧烈运动

生命在于运动。适当的运动不仅能排解压力、增强体质，还对预防动脉粥样硬化有益处。但过度的运动费劲又伤身，特别是本身就有动脉粥样硬化基础的人群，如果突然心血来潮剧烈运动，往往容易引发意外。

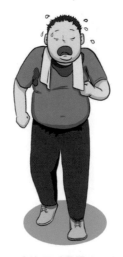

运动的原则是量力而行

四 过度疲劳

过度疲劳会导致血压升高、心肌缺血。严重可引发心绞痛、心律失常、急性心肌梗死、脑梗、脑出血等。

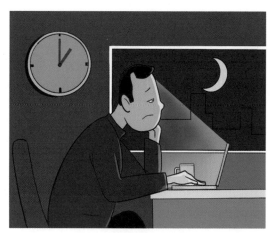

注意劳逸结合

五 便秘

便秘是常见病症，大便干。排便时屏气过于用力，会导致血压骤然升高，心脏耗氧量增加，诱发急性心肌梗死。

六 寒冷刺激

寒冷情况下，周围血管收缩，心率加快，会使心肌耗氧增加，从而引发心肌缺血，继而出现心绞痛，急性心肌梗死、脑梗死、脑出血的概率也陡然上升。

第五章

急性心肌梗死急救 30 问

一 冠心病、心绞痛和急性心肌梗死是一回事吗？

大家经常提到的"心脏病"大部分指的就是冠心病，但是冠心病只是心脏病的一种类型。

冠心病包含慢性稳定型心绞痛与急性冠脉综合征。急性冠脉综合征又包含不稳定型心绞痛、非 ST 段抬高型心肌梗死、ST 段抬高型心肌梗死和冠心病猝死。不难看出，冠心病包括了心绞痛与急性心肌梗死。

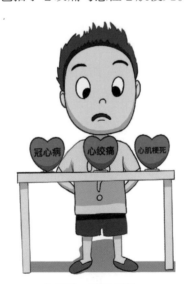

冠心病　心绞痛　心肌梗死

它们是一回事儿吗？

急性心肌梗死是指由于心肌缺血导致的心肌坏死，其中最常见的类型是冠状动脉斑块破裂导致管腔局部血栓形成，血流阻断，下游的心肌完全失去供血。血管阻塞不及时解除，达到一定时间后心肌就会发生坏死，这部分心肌完全丧失功能，就形成急性心肌梗死。心肌梗死根据病程特点分为急性心肌梗死和陈旧性心肌梗死。急性心肌梗死是指患者此次发病会有胸闷、胸痛或者憋气等症状，而且症状一般会持续 30 分钟以上，去医院检查会发现心电图有动态变化，血液化验会出现心肌损伤标记物的升高，超声心动图或者其他影像学检查（如核磁、同位素等）会发现部分心肌已经坏死，不能正常运动。如果紧急行冠状动脉造影会发现供应这部分心肌的血管是堵死的，而且能在局部发现血栓。

心绞痛主要是指因冠状动脉供血不足，心肌发生急剧的、短暂的缺血与缺氧所引起的临床综合征，但无心肌坏死。临床上，当各种原因，通常与活动或情绪激动相关，导致阵发性胸前区压榨样疼痛，有时可放射至咽喉、牙齿、后背等部位，休息或含服硝酸甘油可缓解时多提示为心绞痛，多数 10 分钟左右缓解，一般不会超过半个小时。

二 急性心肌梗死发病前有什么症状？

（1）新发生心绞痛，或原本就有心绞痛，但是发作频率突然增加和（或）程度加重。

（2）出现先兆症状前有明显诱因：运动过多、体力负荷过重、情绪激动、压力过大、气候变化（大风、降温阴雨天气等）。

（3）突然感觉疲劳乏力，休息也不能恢复。

（4）部分患者会出现不明原因的上腹痛、恶心呕吐症状，还有人会表现为胸闷憋气、心慌、头晕，此外，突发性头痛、咽痛、牙痛、下颌痛，以及后背部疼痛、左肩部位放射性疼痛，这些都有可能是急性心肌梗死征兆。

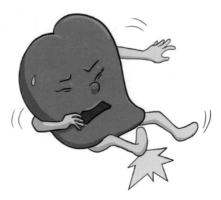

急性心梗发病有不同症状

三 没有任何症状也可能患心肌梗死吗?

冠心病有一个亚型叫无症状心肌缺血,也叫隐匿型冠心病,患者没有明显的临床症状,只是心电图或其他检查方法检测到患者心肌缺血表现。如果缺血时间比较长,心肌发生坏死就是无症状心肌梗死。所以,没有任何症状的心肌梗死是存在的。有的患者体检时发现心电图有心肌梗死表现,超声心动图上也发现相应部位的心室壁运动幅度下降,可他自己完全没有不舒服的感觉,这就是发生了无症状的心肌梗死。糖尿病患者、高龄老人相对其他人群更容易发生无症状的心肌梗死。

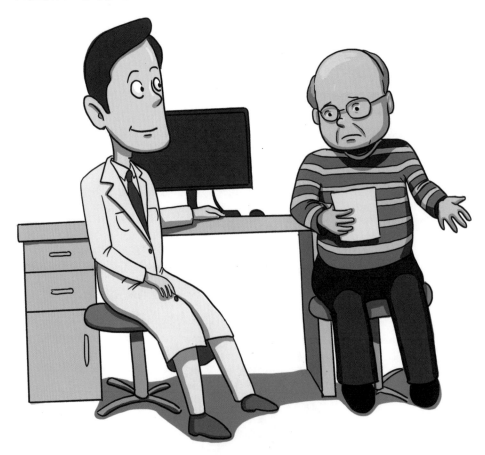

医生,我没有症状,怎么可能是心肌梗死

四　急性心肌梗死可以出现牙痛、后背痛、上腹痛等症状吗？

心绞痛分为典型和不典型两种，不典型的心绞痛疼痛可以发生在胸骨下段、左心前区或上腹部，可以向下颌（包括牙齿）、颈部、左肩胛部（后背）或右前胸放射。

急性心肌梗死跟心绞痛的区别在于疼痛时间延长和程度加重，而疼痛发生的诱因、发生部位和放射部位是相似的。也就是说急性心肌梗死的胸痛也可以发生在不典型部位，比如下颌、颈部、背部、上腹部。这个时候就要和其他有类似症状的疾病相鉴别。有些情况下，胃、十二指肠或胆囊、胰腺等消化道疾病和急性心肌梗死的疼痛很难鉴别。不是所有的牙痛、后背痛、上腹痛都是急性心肌梗死。但年纪大，合并多个冠心病危险因素的病人，一定要先想到排除急性心肌梗死，避免延误治疗。

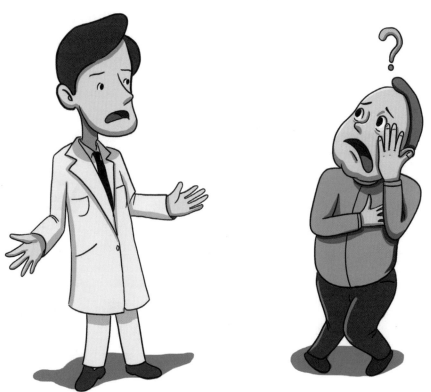

医生，我牙疼，怎么可能是心肌梗死

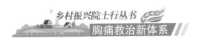

五 "时间就是心肌，时间就是生命"是什么意思？

急性心肌梗死发生后，心肌的血液供应被中断。缺血的时间越长，受影响的面积也越大，心肌恢复的概率也将随之下降，坏死的细胞也越多。每耽误一分钟，就有成千上万个心肌细胞死亡，而且心肌细胞不可再生。对于急性心肌梗死患者，冠状动脉闭塞40分钟后其供血区域20%的心肌出现梗死，超过2小时心肌梗死的面积可能达到80%；超过6小时心肌梗死的面积可能会达到90%。因此应在发现患者急性心肌梗死症状后及时拨打120，尽早送入医院治疗，恢复冠状动脉血液供应，缩小梗死范围，减少并发症发生。

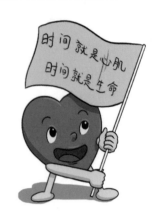

"时间就是心肌，
时间就是生命"

急性心肌梗死死亡的患者中约一半人在发病60分钟内在院外猝死，他们中的大部分如果能够及时送到医院，或者及时就地进行心肺复苏，生命就可能得到挽救。

因此，心血管学界才有这句名言："时间就是心肌，时间就是生命"。

六 什么是急性心肌梗死患者救治的120分钟？

每年的11月20日是我国"心肌梗死救治日"，谐音是"要120"，目的是提醒大家当急性胸痛发作时，一定要牢记两个"120"——及时拨打"120"救护车，及时就医，把握急性心肌梗死救治黄金120分钟。

在急性心肌梗死发病后，初期血管内血栓相对比较松软和脆弱，治疗起来难度尚小，越早进行救治效果将会越好，包括减少并发症的发生以及康复的预后。研究表明，当血管闭塞在120分钟内得到疏通，急性心肌梗死患者的心肌细胞坏死的数量小于总数的50%。通过治疗后，患者的心脏结构和功能可以较大程度地恢复，患者的死亡概率

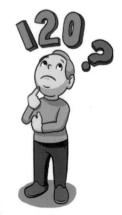

牢记两个120，心梗
时刻能救命

就会降低。

所以，"120 分钟"被称为心肌梗死患者救治的黄金时间。

七 什么是胸痛中心？什么是胸痛救治单元？

胸痛中心是急性胸痛区域协同救治网络，为患者构建从发病到救治的全程绿色通道，最大程度缩短以急性心肌梗死为代表的高危急性胸痛的救治时间，确保让患者在发病后 120 分钟黄金救治时间内得到有效救治，提高救治效果。改善预后胸痛救治单元是胸痛中心在乡镇的延伸，乡镇卫生院尚未完全达到胸痛中心救治规范与标准，可以先从胸痛救治单元建设入手，通过对卫生院的流程优化及人员培训，使其初步建立起胸痛绿色通道，建立起与上级医院有效的转诊机制，能快速转送患者，提高救治效率。

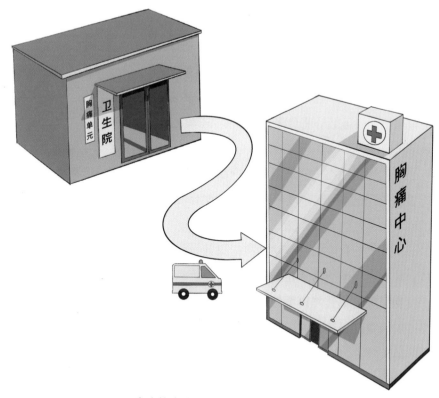

胸痛救治单元 VS 胸痛中心

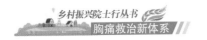
八 我国现有多少家胸痛中心和胸痛救治单元？

截至 2021 年底，全国胸痛中心注册总数超 5000 家，已通过国家胸痛中心认证单位 2096 家。按照国家卫生健康委员会发布的《胸痛中心建设与管理指导原则（试行）》的要求，所有承担急性胸痛救治任务的二级以上医疗机构都应该建立胸痛中心，中国未来还将有更多的胸痛中心建立起来。

在此基础上，胸痛救治单元也在大力发展中。截至 2021 年底，全国已注册 5200 余家胸痛救治单元，通过验收的有 536 家，弥补了基层地区和偏远地区医疗力量的不足，实现心梗救治网络在中国的全域覆盖。

九 胸痛中心和胸痛救治单元怎么救治急性心肌梗死患者？

胸痛中心能够通过以下几方面提高急性心肌梗死的救治效率和效果。

（1）向区域内覆盖的社区人群普及心梗救治知识，呼吁老百姓发生急性胸痛时立即呼叫 120，缩短患者发病到就诊的时间。

（2）通过 120 与医院快速对接，远程传输患者发病信息，能够在救护车上实施救治，并且能够将患者运送至具备救治能力的医院救治，大大提高了救治效率。

（3）胸痛中心按照最新的诊疗指南建设，针对胸痛的患者优先救治和先救治后收费，能够最大限度地缩短患者救治时间，能够给急性心肌梗死的患者提供科学、有效的救治措施，提高救治质量。

（4）推动医院救治技术的持续提升，将急性心肌梗死的救治技能大范围推广，减少因救治能力不足导致的患者救治延误。

胸痛救治单元是离乡镇百姓最近的救治点，保障当地百姓发生胸痛后可以第一时间得到接诊，通过胸痛救治单元心电图检测、药物治疗，甚至边实施院前溶栓治疗，边启动与上级胸痛中心的联系，进而安全、高效地转送到胸痛中心继续治疗。

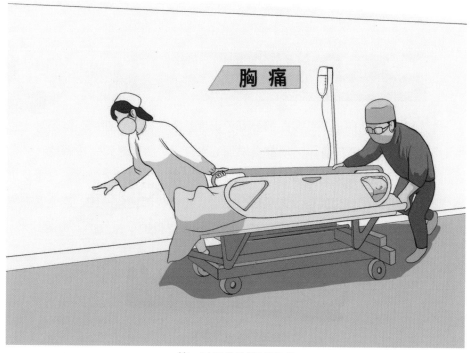

第一时间救治胸痛患者

✚ 怀疑急性心肌梗死，第一时间怎么做？

急性心肌梗死病人的最佳救治时间只有 120 分钟，所以当发现自己或身边的人出现了和急性心肌梗死有关的可疑症状时，一定不能强忍疼痛，而是应该立即以舒适的体位原地休息，要以最快的速度拨打 120，呼叫急救车。如果家里没有人，就尽可能把门打开，方便急救人员施救，然后等待救援。

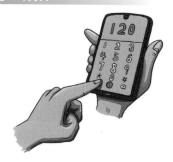

第一时间拨打 120！

硝酸甘油等网传的应急药物都有禁忌证，如果有青光眼、低血压、心率过快或过慢、右室心肌梗死，服用硝酸甘油有时不但没有帮助，还会加重病情，因此应在专业人员指导下谨慎服用，尽快去医院救治才是唯一的解决办法。

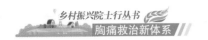

在等待的过程中，切不可自行前往医院！因为急救车配备了经过严格训练的救护人员，到达现场后，能够迅速做出初步诊断，迅速启动急救绿色通道，抢得救命时间。

 怀疑急性心肌梗死，等待急救时坐着好还是躺着好？

看到有人突然倒地，很多人都会下意识地想上前把人扶起来，但是对于急性心肌梗死患者，任何身体活动都会增加心脏耗氧，所以遇到突然倒地且怀疑有可能是急性心肌梗死的患者，应尽量帮助其平卧、半躺或者坐立，只要是患者觉得较为舒适的体位就行。若平卧时呕吐，需将头部偏向一侧，避免误吸呕吐物，同时还需要帮助患者稳定情绪，陪伴其等待救护车和救护人员的到来。

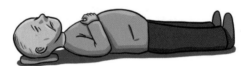

合适的体位很重要

十二 如何在最短时间内救治急性心肌梗死患者？

患者在发生疑似急性心肌梗死症状（胸痛、胸闷等）后：

（1）应尽早拨打120急救电话，及时就医，避免在家观察病情耽搁时间而延误救治时机。

（2）家属可以要求救护车将患者送至最近且具有救治能力的医院，建议首选就近通过认证胸痛中心的医院。因为胸痛中心有为抢救急性心肌梗死患者设立的绿色通道，可以在转运的途中及时做心电图并传送给相关医生判读结果，明确诊断后指导救护车给予紧急救治。

（3）胸痛中心先救治后缴费也可以节约时间，可以快速启动导管室流程，马上实施介入手术治疗。

（4）家属应积极配合医生签署患者介入手术知情同意书，保证第一时间抢救急性心肌梗死患者的生命。

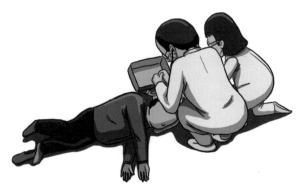

高效救治患者

十三　如何打急救电话沟通、配合急救人员尽快到达

呼救者首先要保持冷静，120 急救电话接通后，要仔细听清调度员的询问，并向调度员说明以下情况。

（1）讲清目的："这里有病人，需要救护车。"（注意首次接电话的可能是分流席的工作人员，确认呼叫目的后会转接派车席调度员，此时千万不要挂断电话）

（2）患者所处的地点：依次描述区、街道、小区（胡同）、楼号及门牌号。描述地点时，可以借助显著地标，比如学校、地铁站等。

（3）患者发病的主要症状特点，以及姓名、年龄、性别等一般情况。

（4）特殊情况：大型事故灾难，如煤气泄漏、火灾、爆炸等。

（5）联系电话应保持畅通。

（6）适时挂断电话：应让 120 调度员先挂电话或得到 120 调度提示后挂断电话，确保调度员已询问完所需的信息。

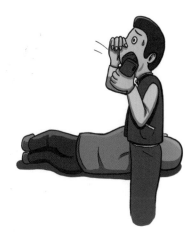

冷静拨打 120

（7）等候救护车时，若有余力，可与物业、保安沟通，打开小区大门、电梯等，并将楼道、过道的阻挡杂物清理干净。

（8）准备好需要携带的医疗资料和必要物品，比如证件、现金，做好陪同患者前往医院的准备。

十四 急性心肌梗死就地溶栓和转运介入治疗，如何选择？

任何一个急性心肌梗死的病人救治首要的目标是缩短心肌缺血时间，尽最大可能减少心肌坏死范围。其治疗方案的选择因人而异，因时而异，因地而异。

患者突发急性心肌梗死时要第一时间拨打 120，有条件的情况下搜索离自己最近的胸痛中心，目前胸痛中心已经逐步铺设至县级医院，因此，就近、就急处理症状才是关键。

对于能在 120 分钟内转运至具有急诊介入能力的医院并完成再灌注的患者，推荐开展介入治疗。对于无法在 120 分钟内转运至具有急诊介入能力的医院并完成再灌注治疗的患者，推荐就地开展溶栓治疗，然后在 2 ~ 24 小时进行冠状动脉造影来评估是否需要进一步介入治疗，溶栓失败的患者应立即转运行补救 PCI。对于有溶栓禁忌证的患者，发病小于 12 小时的患者，需要转诊至有急诊介入能力的医院进行急诊介入治疗。

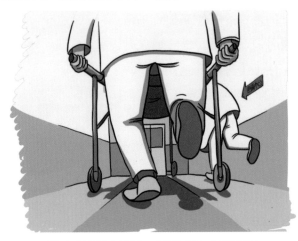

治疗方案因人而异，因时而异，因地而异

十五 急性心肌梗死患者前往医院途中能做些什么？

在到达医院前，急救医生会与医院联系，提供患者病历资料、体征、症状等信息，为患者到达医院后的紧急治疗提前做好准备，并向患者及家属说明情况。患者及家属应该配合工作，以便让医院提前做好准备。

患者如确诊急性心肌梗死往往需要尽早进行溶栓、介入治疗等特殊治疗，甚至需要院前溶栓治疗。患者家属需要以患者安危为重，配合医生工作，及时在转院和治疗的协议上签字，不要因为对医生有猜疑或家庭矛盾等原因浪费救治时间。

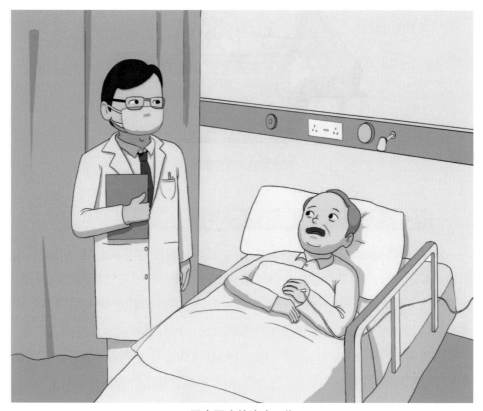

配合医生的治疗工作

十六 医生为什么要与患者及其家属谈话签字？

在医疗过程中，知情同意贯穿整个医疗过程，是医患沟通中最常见、最典型的形式。知情同意的实施，不仅保护了患者自我决策的自知力，并且符合知情同意的法律要求。医患间的沟通不仅体现在日常的语言交流，书面告知也是医患告知的重要环节。谈话签字不仅保证医务人员以科学、严谨的态度和高度

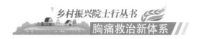

的责任心去履行告知义务，使患者和家属了解手术的必要性、风险性、手术方式、并发症以及费用等相关问题，也是确保患者及其家属享有知情选择权的充分体现。这并不是医务人员在推责，而是医务人员应尽的告知义务。

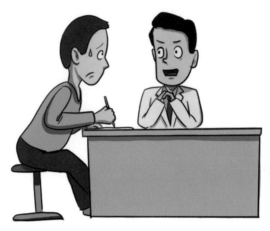

医患之间沟通很重要

十七 溶栓的好处和副作用是什么？

ST 段抬高型心肌梗死（STEMI）时心肌坏死程度与时间密切相关，因此缩短心肌总缺血时间是救治的关键。溶栓治疗简便易行，基层医院即可开展，短时间内（首次医疗接触 30 分钟内）即可启动，相较 pPCI 治疗有着早期治疗的时间优势。溶栓治疗是生物化学性溶解血栓，针对冠状动脉血管内大、中、小及微血栓均有溶解作用。研究表明，STEMI 发病 2 ~ 3 小时静脉溶栓的效果不亚于 pPCI，尤其是在基层医院、偏远地区更适合推广静脉溶栓治疗。

溶栓治疗的风险主要是出血，轻度如皮肤黏膜出血、肉眼及显微镜下血尿、小量咯血、呕血、穿刺或注射部位出血；重度如大咯血、消化道大出血；危及生命部位的出血如颅内、蛛网膜下腔、纵隔内或心包出血。但随着第二、三代纤溶酶原激活剂的应用，出血风险已大大减低，甚至不到 1%，此时把握溶栓治疗的适应证和禁忌证，从而避免有高危出血风险的患者发生严重出血事件至关重要。

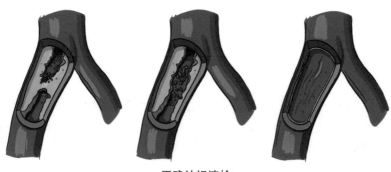

正确认识溶栓

十八 溶栓以后还有必要放支架吗?

溶栓是再灌注治疗的开始而不是结束。溶栓后常规早期行冠状动脉造影检查和必要时实施 PCI,可以早期开通血管、改善心肌灌注、降低再发心肌缺血和急性心肌梗死相关血管再次闭塞的风险。研究表明,先溶栓再介入治疗甚至可以比直接介入治疗获得更优异的心外膜和心肌再灌注水平。

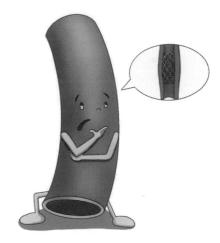

溶栓是治疗的开始

胸痛中心建设标准中对有开展溶栓治疗条件医院的溶栓场地、溶栓团队、溶栓药物、溶栓后转出流程等做出明确要求,确保急性心肌梗死患者接受规范溶栓治疗,提升救治效率。

十九 急诊介入治疗的好处多吗?

急性心肌梗死的危害可以分为近期和远期两个方面。近期危害主要是在疾病的急性期死亡风险很高,尽管医学不断发展,目前急性心肌梗死患者住院期间的死亡率平均仍达 5%。远期主要是心肌坏死导致患者心脏功能下降所导致的一系列问题。因此在急性心肌梗死时尽早开通堵塞血管的血流,减少心肌坏死的量尤为重要。"疏通"血管的手段主要有两种:溶栓和急诊介入治疗。和溶

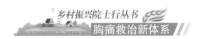
栓相比，及时的急诊介入治疗开通血管的成功率更高，血管成功开通后再次闭塞的风险低，因此在降低患者的院内死亡率和远期效果方面均优于溶栓治疗。因此，在有条件进行急诊介入治疗的情况下，一定要尽快实施。

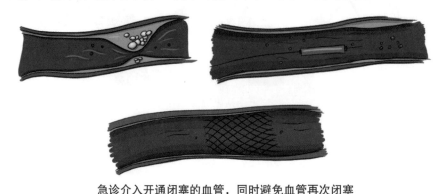

急诊介入开通闭塞的血管，同时避免血管再次闭塞

二十 急诊介入治疗一定要放支架吗？

急诊介入治疗的目的是开通闭塞的血管，同时避免血管再次闭塞。为达到这两个目的，绝大多数急诊介入治疗都需要置入支架。但是以下两种情况不需要置入支架。第一种情况是通过血栓抽吸等治疗手段使血流通畅，而且血管没有残留严重的狭窄或者撕裂、溃疡等病变，这时可不置入支架。第二种情况是患者不具备置入支架的条件，如血管内仍残留大量血栓，预计置入支架后血流仍不能恢复；或者虽然血流恢复，但是血管病变复杂，不适合置入支架。对于前者，可在充分抗血栓治疗一段时间后复查冠状动脉造影，再根据情况决定是否置入支架，对于后者则需要考虑外科手术治疗。

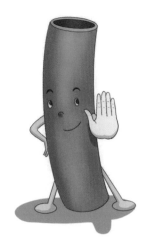

不是所有急诊介入治疗都需要放支架

二十一 急性心肌梗死会复发吗？

无论是否经过血运重建和充分的药物治疗，急性心肌梗死均存在复发的可

能。临床上有心肌"再梗死"的概念，指的是急性心肌梗死 4 周后再次发生的梗死，既可以发生在原来梗死的部位，也可以发生在任何其他部位。

如果把心肌比作一片农田，冠状动脉就是为其供水的河道，从源头发出后，会分成许多支流供应不同的区域，如果某条支流阻塞，其供水的"庄稼"（心肌）就会"旱死"（梗死）。当我们把这条支流疏通后，并不能保证永远不会泥沙淤积，再次阻塞，这就是原部位再梗死发生的原因。在有些情况下，一块农田不止有一条支流供水，即心肌坏死区可能同时受另一支冠状动脉所支配，即便引起原梗死的病变血管通畅，原梗死部位仍有可能因另一血管病变再次梗死。患者经过血运重建治疗后，相当于铲除淤泥、拓宽河道（溶栓或介入治疗），或者在旁边重修一条新的河道（冠脉搭桥），但如果不注意检修维护，仍有可能再次阻塞。因此，PCI 及 CABG 术后患者，均需定期复查，并遵医嘱长期用药，以保证"河道通畅"。

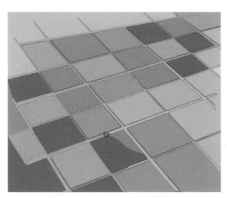

请注意维护"河道"，避免堵塞

二十二 急性心肌梗死能治愈吗？

急性心肌梗死无法完全"治愈"，因为已经坏死的心肌细胞无法再生，也不能像皮肤等部位的坏死组织一样脱落并由新生组织替代，因此会长期存在于机体内，并影响本应由其承担的心脏功能。但是，患者无须"悲观绝望"，现有的治疗理念和技术，能够尽量减小心肌梗死带来的影响，并追求使患者正常生活、达到预期生存时间。

随着治疗理念的进步和患者对治疗预期的提高，心脏康复治疗越来越受到大家的重视。心脏康复是一项医疗指导计划，包括锻炼、健康教育、引导患者减轻压力，以帮助其恢复高质量的生活，改善综合预后。

综上，急性心肌梗死的治疗，要及时、充分，但不能追求"毕其功于一役"，要有打持久战的准备，这样才有可能获得最终的胜利。

二十三 急性心肌梗死后，需要长期使用哪些药物？

有些人可能认为急性心肌梗死出院后，如果没有症状就可以不用再吃药，这个想法是错误的。国内外治疗指南建议，心肌梗死后长期服用某些药物，可改善生活质量，延长寿命。

（1）两种抗血小板药物。阿司匹林是抗血小板治疗的基石，如果没有禁忌证，需要长期服用。替格瑞洛需要服用至少 1 年。若替格瑞洛无法获取或者有禁忌证，应服用氯吡格雷，也是至少服用 1 年。对于高缺血风险的急性心肌梗死患者，如果可同时耐受两种抗血小板药物，可考虑延长替格瑞洛或氯吡格雷至急性心肌梗死后 3 年。

（2）逆转心脏重构的药物，有 RAAS 抑制剂（ACEI / ARB）、β 受体阻滞剂、醛固酮受体拮抗剂。

（3）降血脂、稳定斑块的药物，有他汀类。

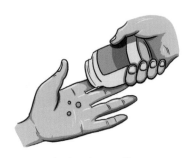

如果患者合并高血压、糖尿病，同样需要长期服用相关药物。相信心肌梗死患者规律服药后，可以增强生活信心、延长生命长度、拓展生命宽度。

出院后也要吃药！

二十四 急性心肌梗死后，应该怎么运动？

需要首先提出的原则是：急性心肌梗死患者接受运动康复一定是在病情稳定的情况之下。适当的运动康复对于急性心肌梗死的患者来说可以改善症状与预后。

（1）跑步、登山。这些运动属于有氧运动，每次运动时间以 20 ~ 40 分钟为宜。建议初始从 20 分钟开始，根据患者的运动能力逐步增加运动时间，运动频率 3 ~ 5 次 / 周，运动强度为最大运动强度的 50% ~ 80%。体能差的患者，运动强度水平设定为 50%，随着体能改善逐步增加运动强度。对于体能好的患者，运动强度应设为 80%。通常采用心率来评估运动强度，计算公式为：目标心率＝（最大心率－静止心率）× 运动强度＋静止心率。换句话说，如果你的最大心率是 120 次 / 分，静止心率是 80 次 / 分，运动强度是 50%，那么你的目标心率就应该是（120 － 80）×50%＋80 ＝ 100 次 / 分。

（2）游泳、潜水。游泳与跑步一样，是一种有氧运动。但在游泳过程中，人体受到水压的影响，心脏压力升高，心输出量上升，导致血压升高、心率增快。对于既往心肌梗死的患者，游泳过程中比健康人心率要快，而且相对在陆地进行的运动更容易诱发心绞痛，也可能导致其他形式的冠心病发病。但也有研究发现，对于症状稳定的冠心病患者，游泳相对安全，可以被很好地耐受。

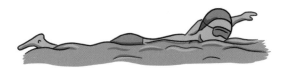

适量运动有助于康复

二十五 定期体检能减少急性心肌梗死的危险吗？

一般的体检项目已经基本覆盖了与心肌梗死相关的常见危险因素，包括肥胖、高血压、血脂异常和糖尿病，这些因素的存在会增加人们发生急性心肌梗死的风险。体检中会测量血压；测量身高、体重，计算出体重指数，判断是否肥胖；检查血脂、血糖，了解是否存在血脂异常和糖尿病。

体检之后需要关注上述指标，如果发现有不正常的情况，一定要找医生要个"说法"：确认是否需要治疗，还需要做些什么检查，等等。一定不要因为自己"没有什么感觉"就忽视了，比如血脂异常基本是没有什么症状的，

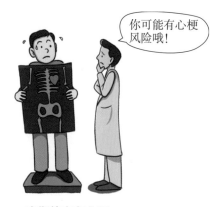

你可能有心梗风险哦！

定期检查有必要

39

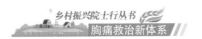
但是它对人体的危害是持续存在的。

这些指标都合适就不会得急性心肌梗死了吗？并不是。

急性心肌梗死患者中颇有一些没有任何危险因素的人，不吸烟、体型正常、没有"三高"。这说明除了已知的危险因素外，一定还有我们尚未发现的其他危险因素，需要进一步研究。

二十六　合理膳食可以减少急性心肌梗死的风险吗？

营养是健康的根本，食物是营养的来源，合理膳食、均衡营养是维持健康的重要手段。目前我国居民膳食与营养状况显著改善，但整体仍面临营养缺乏和营养过剩的双重挑战，维生素、豆类、奶类食物摄入不足，而脂肪、碳水化合物类食物摄入过多。营养不均衡会增加肥胖、脂代谢紊乱、糖尿病、高血压等心血管危险因素的风险，而改善饮食结构、均衡营养、合理膳食则可以减少上述疾病的发生，进而降低急性心肌梗死的发病风险。

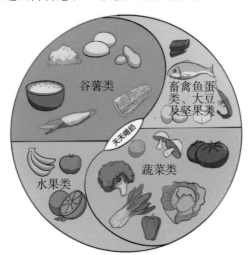

合理膳食降低风险

二十七　急性心肌梗死/通过药物治疗或置入支架后为什么要定期到院复查？

大部分急性心肌梗死的患者通过药物治疗或者置入支架后症状就消失了，

那是不是就不用去医院随访了？答案是不可以。所有急性心肌梗死患者必须定期随访。

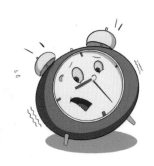

第一，急性心肌梗死属于冠心病的一种。而冠心病是一种慢性病，不论是放支架还是搭桥手术，都不能完全"根治"，术后还需要规律服药以控制动脉粥样硬化进展。

第二，急性心肌梗死后部分心肌发生坏死，随着时间推移，会逐渐出现心室重构，导致心脏扩大，发生心力衰竭，部分患者还会出现心脏节律的变化。这些现象都要定期监测并调整药物进行预防和治疗。

心肌梗死患者应记得定期随访

第三，大部分急性心肌梗死患者支架术后都服用多种药物，这些药物是否有副作用，药物效果如何，也都需要进行监测和调整。

第四，急性心肌梗死的发生与不良生活方式有关，如吸烟、久坐等。定期随访的过程中，医生会加强这方面的教育，有利于改变不良习惯。

第五，急性心肌梗死后部分患者还会出现再次复发的可能，定期复查有利于早期发现不稳定的症状，并进行积极干预，避免严重后果出现。

二十八　急性心肌梗死/放支架后要随访哪些项目？

我国部分医院开设了急性心肌梗死 / 放支架后随访门诊，医生或护士会在患者出院前预约好下次门诊就诊时间。按时间就诊后，医生会安排好接下来的就诊时间，只需按医生的要求进行复查即可。可以了解下当地的哪些医院开设了冠心病随访门诊，或者向医生咨询、探讨最适合自己的复查方案。如果刚刚经历了心肌梗死，在出院后一般建议每 1 ~ 2 个月复查一次，在趋于稳定后，3 ~ 6 个月复查一次。具体的随访时间间隔根据病情轻重会有差别。

在随访时，医生会了解有无心脏相关症状、有无出血情况、有无其他不舒服，会询问血压、心率情况，以及生活方式和用药情况。通常，复查时会检查血液生化、血常规、便常规、心电图，检查超声心动图，有时还会安排胸部 X线片、24 小时动态心电图等。急性心肌梗死 / 放支架后 1 年左右，可能需要进

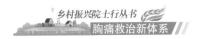
行一次全面评估，评估手段可能包括冠状动脉 CT、运动负荷试验或者冠状动脉造影等。

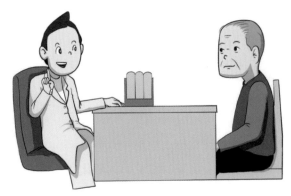

患者定期复查和随访很重要

二十九　心脏支架是否有保质期？

首先要明确一点，我们在这里说的心脏支架指的是冠脉支架。心脏支架是用特殊金属材质制成的，通过球囊和输送系统送入特定的位置并释放、留在体内。它不像我们家里的冰箱、彩电，支架本身并不存在保质期或者使用年限，一旦放入冠状动脉内就永远留在体内，终身为患者服务。

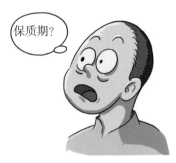

保质期？

支架不会有保质期吧

但是并不是所有的心脏支架都会一直保持"完美状态"。比如，早年间的冠脉支架由于材料和结构的问题，存在支架断裂问题，通过不断改进支架的材料和制作工艺，现在的冠脉支架已经基本不存在这一问题了。但是支架术后仍然面临的两大主要问题是支架内再狭窄和支架内血栓，通过不断的努力和改进，这两个问题发生率之和已经下降到不足 10%，尤其是后果较为严重的支架内血栓的发生率不足 1%。

三十　什么是CPR？

CPR 是指心肺复苏术，是对心跳呼吸骤停患者合并使用胸外按压和人工呼吸的一种急救操作。

　　心脏就像人体的"发动机"，通过一次次的跳动向全身运输富含氧气的血液。一旦心脏停止跳动，携带氧气的血液将停滞不前，无法流向身体的各个部位，尤其是最重要的大脑。大脑缺血缺氧持续超过 10 秒人体即可丧失意识，4 ～ 6 分钟后便可出现不可逆损害。想要在心脏骤停的短暂时间内挽救生命，必须为大脑及时供应血液和氧气，而心肺复苏是患者到达医院前可完成此项工作的唯一方式。

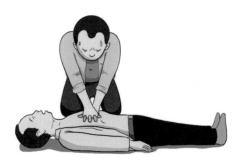

规范实施 CPR

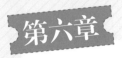
不慌！急性心肌梗死预防早知道

一 冠心病的二级预防

冠心病的二级预防是指通过积极有效的治疗和危险因素综合管理，对冠心病患者采取有效的措施，延缓、遏制动脉粥样硬化进一步发展，预防再梗死和猝死的发生。包括药物、运动、营养、心理和社会支持，改变患者的不良生活方式，帮助患者培养并保持健康的行为，促进健康的生活方式，控制心血管疾病的各种危险因素，使患者生理、心理和社会功能恢复到最佳状态，延缓或逆转动脉粥样硬化进展，减少残疾并促使其回归社会的同时，降低心血管疾病的发病率和病死率，延长患者寿命的同时提高患者的生存质量。

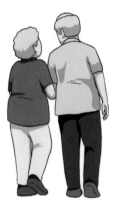

及时救助让患者过上
有质量的生活

二 养心护心 牢记"ABCDE"

对于冠心病的药物治疗和预防可以归纳成简单易记的"ABCDE"。

A 是阿司匹林 (aspirin)。阿司匹林是一种抗血小板药物，是冠心病中抗血小板治疗最基础的药物。除此之外，对于 PCI 术后或搭桥术后的患者，还应该加用另外一种抗血小板药物联合治疗，及双抗治疗。根据患者的情况，可以选择氯吡格雷或替格瑞洛。

B 指的是 β 受体阻滞剂及控制血压（blood pressure）。β 受体阻滞剂可以减慢心率、减少心肌氧耗，显著改善冠心病患者预后。降压治疗在冠心病中亦十分重要，药物选择很多，β 受体阻滞剂也是其中一种，具体的选择应根据患者自身情况。

C 是调脂治疗（cholesterol）和戒烟（cigarette）。冠心病的主要病因即冠状动脉粥样硬化，其最重要的致病因素就是低密度脂蛋白胆固醇（LDL-C）。调脂治疗的主要目标是降低 LDL-C 水平，可显著减少未来粥样硬化性心血管事件的发生，改善患者预后。他汀是调脂治疗中证据最明确、最有效的药物，应坚持服用。吸烟是导致心血管疾病的危险因素，因此戒烟是预防心血管疾病的重要手段，同时吸烟又是多种恶性肿瘤的危险因素，故所有人都应该戒烟。

D 指的是糖尿病（diabetes mellitus）的治疗和饮食（diet）调整。由于糖尿病是冠心病的重要危险因素，因此对于冠心病患者，糖尿病的治疗非常重要。而对于尚未患冠心病等心血管疾病的患者，亦应该重视糖尿病的治疗以将血糖控制在正常范围。

E 是锻炼（exercise）和患者教育（education）。锻炼并不是专指运动，而是更强调一种健康的生活方式。而患者教育的重要性也不断被提及，毕竟再好的治疗和预防方案，如果没有好的医患沟通和患者依从性，都将是白费力气。

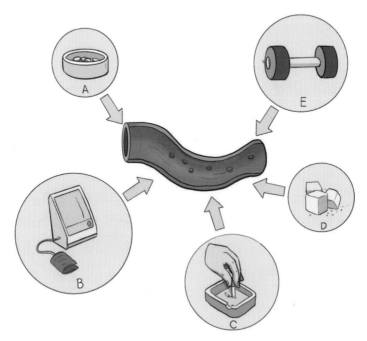

ABCDE，健心的五大法宝

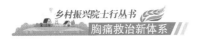

三 健康的生活方式

急性心肌梗死后必须做好二级预防，预防急性心肌梗死再发。患者应采用合理膳食（低脂肪、低胆固醇饮食），戒烟、限酒，适度运动，心态平衡。坚持服用抗血小板药物（如阿司匹林）、β受体阻滞剂，他汀类调脂药及ACEI制剂，控制高血压及糖尿病等危险因素，定期复查。

对公众，特别是冠心病患者应普及有关心肌梗死的知识，预防急性心肌梗死发生，万一发生能早期诊断，及时治疗。除上述二级预防所述各项内容外，在日常生活中还要注意以下几点。

1. 避免过度劳累

搬抬过重的物品可能诱发老年冠心病患者急性心肌梗死，应注意避免。

2. 放松精神

愉快生活，对任何事情都要能泰然处之。

3. 洗澡时要特别注意

不要在饱餐或饥饿的情况下洗澡。水温最好与体温相当，洗澡时间不宜过长，冠心病程度较严重的患者洗澡时，应在他人帮助下进行。

4. 气候变化时要当心

在严寒或强冷空气影响下，冠状动脉可发生痉挛而诱发急性心肌梗死。所以每遇气候变化时，冠心病患者要注意保暖或适当防护。

5. 提高睡眠质量

一项新的研究显示，睡眠质量与心脑血管疾病发作关系密切，那些有睡眠障碍的人患心肌梗死和脑卒中风险比一般人都高。与没有睡眠障碍的男性相比，有睡眠障碍的男性患者患急性心肌梗死的风险增加了2～2.6倍。

对于大多数人而言，良好的睡眠是每晚睡7～8小时。研究人员建议，应将睡眠障碍同吸烟、缺乏运动和饮食不健康一样看待，并把睡眠障碍当作心脑血管疾病的危险因素之一。

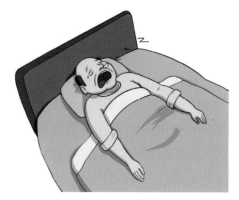

睡眠问题不容小觑

6. 要懂得识别心肌梗死的先兆症状并给予及时处理

急性心肌梗死患者约 70% 有先兆症状，主要表现为：

（1）既往无心绞痛的患者突然发生心绞痛，或原有心绞痛的患者发作突然明显加重，或无诱因自发发作。

（2）心绞痛性质较以往发生改变、时间延长，使用硝酸甘油不易缓解。

（3）疼痛伴有恶心、呕吐、大汗，或者明显心动过缓或过速。

（4）心绞痛发作时伴气短、呼吸困难。

（5）冠心病患者或老年人突然出现不明原因的心律失常、心力衰竭、休克或晕厥等情况时都应想到急性心肌梗死的可能性。

上述症状一旦发生，必须认真对待，患者首先应卧床，保持安静，避免精神过度紧张。若胸痛 20 分钟不缓解或严重胸痛伴恶心、呕吐、呼吸困难、晕厥，应呼叫救护车送往医院。

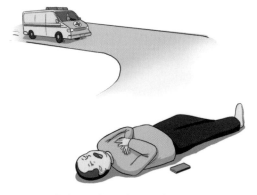

发生心肌梗死应及时拨打 120

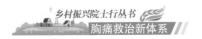

四 急性心肌梗死的家庭康复治疗

急性心肌梗死患者在医院度过了急性期后，若病情平稳、无并发症，医生会允许其回家进行康复治疗。

康复治疗时必须遵循的原则：按时服药，定期复诊；保持大便通畅；坚持适度体育锻炼；不要情绪激动和过度劳累；戒烟限酒；避免吃得过饱。

在上述原则中，坚持合理适当的体育锻炼是康复治疗的主要措施。因为急性心肌梗死后，经过系统的治疗，1～2个月心肌坏死慢慢愈合。此时促进体力恢复，增加心脏侧支循环，改善心肌功能，减少复发及危险因素，是康复治疗的目的。具体方法如下。

（1）选择适宜的运动方式和方法。在医生指导下，根据病情轻重、体质强弱、年龄大小、个人爱好等，选择能够坚持的项目，如步行、打太极拳等。

（2）掌握好运动量，这是一个关键问题。运动量必须与医生协商决定，运动量过小，尽管比不运动好，但起不到应有作用；过大则可能有害健康。运动中若有心前区不适发作，应立即终止运动。

（3）运动量增加要循序渐进。出院早期运动量一定要适当，根据体力恢复情况及心功能情况逐步增加运动量。需要再次强调的是，急性心肌梗死后每个患者的情况都不相同，运动康复必须个体化，必须在医生指导下进行，并应有家属陪伴。

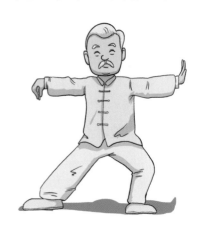

科学运动修养身心

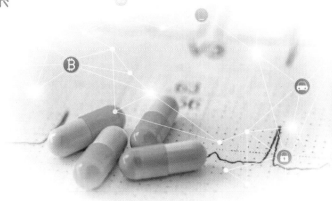

第二篇

DI-ER PIAN

乡村救治，诊疗为重

XIANGCUN JIUZHI，ZHENLIAO WEI ZHONG

第一章

县乡村，心血管疾病防治的首要战场

新中国成立以来，从赤脚医生到县域医院共同体，从听诊器、血压计到远程医疗，我们一直在与心血管疾病做斗争。要实现心血管疾病的有效防治，最艰巨、最繁重的任务在县乡村，最广泛、最深厚的基础在县乡村，最强大的后劲也在县乡村。

截至 2020 年，我国有县级医院 1.5 万个，乡镇卫生院 3.6 万个，村卫生室 62.2 万个，社区卫生服务中心 9352 个，社区卫生服务站 2.6 万个，形成一张严密有效的心血管疾病救治网络。①

对于乡村医生来说，平时的工作就是搜寻自己辖区范围内的患者，做健康服务，熟悉每一位患者的身体状况，做到让患者知道一旦生病就第一时间去找他。当乡村医生发现治不了的患者时，只要向乡镇卫生院报告，即可把患者接到乡镇卫生院救治，如果乡镇卫生院也救治不了，可以直接转到县级医院。乡镇卫生院只是作为一个枢纽，整个过程也都是由医院来操作，不需要老百姓操心，所以把它叫作"县乡村一体化"。

通过县乡村一体化，可以给百姓提供更好的医疗健康服务，解决百姓"看病难、看病贵"等问题，实现"看病不出县"的目标。

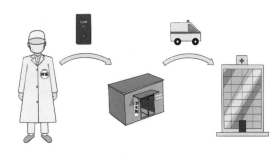

县乡村，心血管疾病防治的首要战场

---

① 数据来源：基层卫生健康司.基层医疗卫生体系发展基本情况.［2020-02-10］.http://www.nhc.gov.cn/jws/s3578/202002/59310c05e27944dabfe68bccc405561d.shtml.

第二章

"小"单元有大作用，
看乡村医生显身手

　　胸痛救治单元，这可能是一个比较陌生的名字。但如果您留意的话，可能就会在家附近的卫生院看到带有"胸痛救治单元"字样的挂牌，目前全国有5000多家卫生院开始胸痛救治单元的建设，成为救治胸痛患者的"哨兵"。胸痛救治单元通过心电图检查等，可以有效地筛查出急性心肌梗死患者，更加高效、快速、准确地将患者送至有救治能力的医院；此外，胸痛救治单元也承担了科普、宣教、培训等日常任务，提高当地百姓的救治意识。

　　乡村医生是农村居民健康的"守门人"，也是农村居民健康的"贴心人"。他们加强业务培训，提升医疗技术，打造标准化卫生院，同时还积极在村内进行健康知识宣传教育，加强急救知识的普及；还有地区积极组建志愿服务队，利用村医休息时间，在节假日、集市日、农闲时间，下乡义诊、宣教。乡村医生深入群众，是医疗救治的"轻骑兵"，有着不可小视的作用，有利于更高效、快速、准确地救治患者。

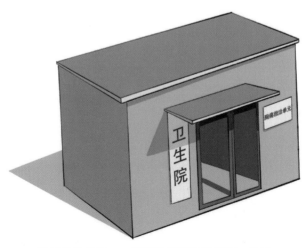

胸痛救治单元——打通胸痛救治的最后一公里

第三章

急性心肌梗死患者怎么诊断？这里说全了

首先带大家了解一下急性心肌梗死的典型症状：如反复出现心前区疼痛3～5分钟，呈压迫性或烧灼样，可延伸至颈部及手臂，这可能是心绞痛发作，如果类似这样胸痛持续20分钟以上仍不缓解，同时伴气促，出汗、头晕、恶心、呕吐等症状，将高度怀疑有急性心肌梗死的可能。

一 诊断步骤

1. 生命体征评估

生命体征就是用来判断病人的病情轻重和危急程度的指征。主要有心率、脉搏、血压、呼吸、疼痛、血氧、瞳孔和角膜反射的改变等。

2. 第一时间应该完成的检查

（1）心电图：首次医疗接触后初次触诊10分钟内完成，主要用来诊断有无急性ST段抬高型心肌梗死的改变及有无急性肺栓塞S Ⅰ、Q Ⅲ、T Ⅲ的改变。

（2）胸片：了解有无气胸可能，有无纵隔增宽。

（3）血液检查：血常规、心肌酶学标志物、D二聚体。

（4）急性胸痛病人抽血后20分钟内完成肌钙蛋白检测。

3. 进一步检查

如果心电图有急性心肌梗死表现——了解有无急诊PCI机会，立即予以负荷剂量的双抗治疗，联系导管室手术治疗。

二 诊断要点

（1）诱因：运动、寒冷、情绪应激等导致心脏需氧量增加的情况，但在特殊 ACS 不一定有诱因。

（2）部位：胸骨后、左侧胸部；放射至颈、左侧肩或臂、手的尺侧。

（3）性质：压迫感、烧灼感、压榨感、沉重感等。

（4）持续时间：不稳定性心绞痛（UA）通常＜20分钟；心梗至少30分钟或更长。

（5）缓解因素：部分 UA 经休息或服用硝酸甘油可缓解，对急性心肌梗死患者常无效。

（6）伴随症状：呼吸困难、出汗、恶心、呕吐、心悸。

三 心电图表现

（1）STEMI 的典型心电图演变过程：T 波高尖→ST 段抬高→T 波倒置→Q 波形成。

（2）NST-ACS 常常伴有 ST段压低（≥ 0.5 mm）或者 T 波倒置。

四 诊断标准

当存在急性心肌损伤伴有急性心肌缺血的临床征集，且检出肌钙蛋白升高和（或）下降、至少有一次高于 99%URL 时，并至少存在如下情况之一。

（1）心肌缺血的症状。

（2）新发缺血性心电图改变。

（3）新出现的病理性 Q 波。

（4）影像学证据显示与缺血性病因相一致的新的存活心肌丢失或新的节段性室壁运动异常。

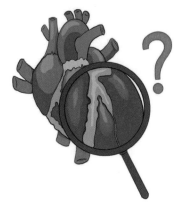

了解急性心肌梗死患者的
诊断标准

第四章

想要溶栓效果好，抗凝药物不可少

溶栓成功后的关键，在于防止再闭塞也就是防止新血栓的形成，抗凝治疗是最有效的手段。

目前临床上常用的抗凝药物是普通肝素／低分子肝素及黄达肝葵钠。由于进行院前溶栓的患者需要在溶栓后转入本区域内的有导管室的大医院进行冠脉造影，为避免交叉使用抗凝剂出现出血的问题，建议使用普通肝素／低分子肝素。

需要提醒的是，第二代和第三代溶栓药物溶解已经形成血栓的同时或之后，仍然不断有新的血栓形成。因此，溶栓治疗期间及之后必须联合使用抗凝和抗血小板治疗，以抑制新的血栓形成，防止再闭塞。在用第一代溶栓药物溶栓前不适宜使用抗凝药物，通常是在溶栓结束后监测凝血功能，再决定开始抗凝治疗的时机。

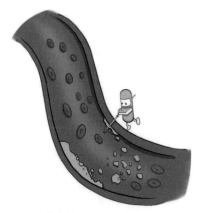

溶栓治疗期间及之后联合使用抗凝和抗血小板治疗，防止再闭塞

第五章
溶栓在基层的重要性

我国幅员辽阔，人口众多，社会经济发展不均衡，在非发达地区，特别是广大基层农村地区，就近医院没有 PCI 条件，溶栓＋PCI 治疗就是非常重要的选择。近些年，溶栓治疗也得到指南的重视，提出应重视院前静脉溶栓，应用新型溶栓药物。同时，指南也强调溶栓并非治疗的终点。基层医院开展溶栓治疗后应尽快将患者转运至就近能够实施直接 PCI 的医院，优选成立胸痛中心的直接 PCI 医院。

如今很多急诊，包括胸痛中心都因疫情而受到一些影响，尤其是急性心肌梗死患者，即使被运送到有条件做 PCI 的中心，由于疫情可能也会对部分患者进行溶栓治疗。在特殊时期，急性心肌梗死患者救治的流程，首要就是确定就医患者是否感染，对于排除感染的患者，再按照常规流程，根据发病时间和是否有溶栓禁忌选择进一步治疗方案。溶栓对有选择性的一部分急性心肌梗死患者而言，是有效且可行的高效治疗策略之一。

综上，应该把溶栓治疗的快速、简便、易行的优势，与 PCI 稳定开通梗死冠状动脉，持久灌注的优势结合起来，进行合适的药物介入，这才是适合我国基层的一个重要选择。

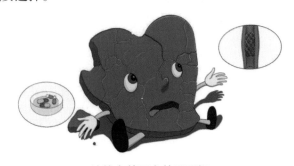

溶栓在基层有效且可行

心梗时刻抢分秒，心电网络"神助攻"

心梗院前急救需快速鉴别急性心肌梗死，而乡镇急救人员整体诊疗水平存在一定局限性，通过覆盖县乡村三级的远程心电网络及救护车车载移动心电网络，构成区域心电救护支持体系，能够实现及时上传、及时响应、及时反馈的心电传输系统，提高院前急救效率。

对于急性胸痛患者，急救人员到达现场 10 分钟内完成首份心电图记录，并提前电话通知或经远程系统将心电图传输到相关医院，确诊后迅速制定再灌注策略。

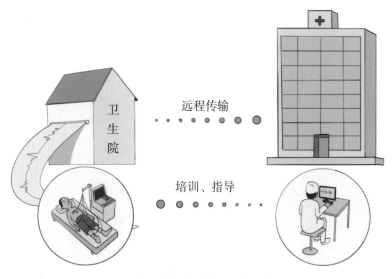

远程传输

培训、指导

卫生院

心电一张网编织起生命健康网

在心电网的建设过程中要建立明确的急性心肌梗死患者心电图的采集、发送、读取、判断等流程，以充分支持启动导管室或溶栓流程，实现急救团队的信息及时共享，提高急救响应效率。基层医疗一体化成员间的心电互联互通，

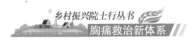

患者数据的双向传输以及自动检测，自动实时分析、预警等，可使医院、医生、患者均从中获益。

全国心电一张网建设是新时期胸痛中心智慧化、信息化发展的排头兵，是建立胸痛中心全新生态的突破口。心电一张网将编制起守护亿万基层民众心血管健康的安全网，为早日实现健康中国的目标奋斗！

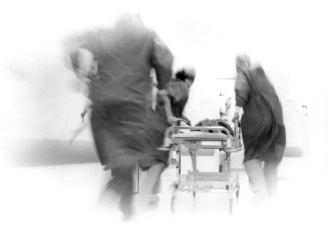

第三篇
DI-SAN PIAN

坚守一线，听听救治背后的故事

JIANSHOU YIXIAN，TINGTING JIUZHI BEIHOU DE GUSHI

第一章

生命接力，一场大山深处的救援

2022年1月27日，一场"生死竞速"在云南省楚雄彝族自治州牟定县戌街乡卫生院上演。

当日晚间，戌街乡卫生院接到出诊电话，一名男性患者在放羊过程中突发胸背剧烈疼痛，无法活动，通过电话所述情况当班医生初步考虑为高危胸痛、病情凶险。

然而患者所处地地形复杂，位于山沟深处，车辆无法驶入。

在紧急汇报后，当班医生及护士携带急救箱、抢救药品、抢救设备，与救护车司机立即驱车先行赶往现场，戌街乡卫生院院长、副院长随即自行驱车赶往现场。同时电话联系周边村民一同前往帮忙。

事实上，现场所面临的情况比预计的还要严重得多。

该患者所在位置为勐岗大河，因为放羊深入山沟，有淅沥小雨，山路陡峭，且多为羊肠小道，山区信号差、路况差、视野差。车辆无法到达，停车至患者所处地需步行40分钟，往返至少一个半小时。若不是提前求助村民带领指路，基本难以找到患者。

尽管条件艰苦，夜路难行，医护人员还是克服种种困难，以最快速度到达现场。患者虽意识清醒但已无法活动，经问询，患者胸背部撕裂样疼痛，疼痛剧烈无法活动，并呕吐了三次。医护人员一边做基本查体，一边开通静脉通路给患者输液，测血压，做心电图……

基本查体完成后，接下来就是搬运患者。目测患者体重80千克以上，还要面对环境艰苦、山路崎岖等一系列问题，将患者搬运到救护车上困难重重。很显然，担架不是最佳运输工具，而该患者生命垂危，抢救工作刻不容缓，怎么办？

在大家的共同商议决策下，村民拿来了大号扁担竹篮，将该患者放至竹篮里，并裹好被子，做好保暖工作。一行人打灯照明，轮流抬扁担，将患者安全搬运至救护车上。

随后，出诊医生在牟定县胸痛中心微信群上传心电图，县人民医院胸痛中心医生接到消息即刻微信、电话指导现场救治医生。

结合现有症状体征，高度怀疑主动脉夹层的可能性，现场予镇痛、降压、吸氧等对症处理后，即刻转运，并联系牟定县人民医院双向转诊，最大程度节省时间。

患者危在旦夕，抢救工作分秒必争。疫情期间，为了确保患者快速顺利抵达上级医院，经提前与牟定县人民医院 120 沟通联系，晚上 9 点，牟定县人民医院与牟定县戌街乡卫生院 120 救护车完成对接，成功将患者转入县人民医院胸痛中心。

经进一步检查后患者病情危急，于当夜转至昆明市延安医院胸痛中心进一步治疗，后患者转危为安。

患者的成功获救，得益于通过胸痛救治单元认证的卫生院及时、科学的救治，从卫生院胸痛单元到县医院基层胸痛中心、城市标准版胸痛中心的无缝衔接联动，及其为患者赢取宝贵救治时间的快速、有效的急救服务。

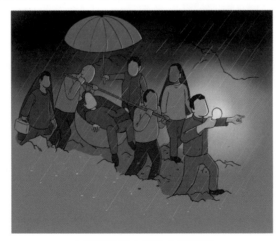

上下联动接力救治心梗患者

第二章

与死神赛跑，耄耋老人的急救之路

"医生，我胸闷闷的，这肚子疼，胳膊也疼，哎哟……在家坐了好久都还是疼啊，还一直出汗。你给看看啊……"

2022 年 3 月 1 日 15 点 20 分，家住湖北省枝江市安福寺镇桑树河村 78 岁的邹奶奶因胸痛由老伴陪同来到安福寺镇中心卫生院门诊就诊。门诊张平医生通过做心电图等检查，判断其可能为急性心肌梗死，虽然心电图改变还不是很明显。

为了不遗漏一丝可能，张医生立即启动胸痛患者抢救应急预案，为邹奶奶吸氧、心电监护，抽血急查心梗等。

"这怎么办？赶忙着出来，没带钱啊！"邹奶奶老伴在一旁急得团团转，张医生见状，急忙安抚："没关系，我们对胸痛患者是有绿色通道的，就是可以先治病，后付钱，放心！"

20 分钟后再次给邹奶奶复查了心电图，确诊为急性广泛前壁心肌梗死。张医生立即告知患者家属病情危重，需要溶栓后再送到宜昌市人民医院做介入手术。

16 点 50 分，在宜昌市中心人民医院专家会诊后，成功完成溶栓。经过和患者家属沟通，同意转运到宜昌市中心人民医院。

16 点 53 分，医护人员将邹奶奶搬运到救护车上，看着离去的救护车，大家顿感欣慰。

由于之前已通过胸痛微信群实时沟通，宜昌市中心人民医院胸痛中心提前知晓了患者基本情况和溶栓治疗过程，并提前做好了完善的术前准备。

然而，天有不测风云！当车行至汉宜高速公路宜昌段时，随车医生杨艳菊突然发现患者出现意识丧失，呼之不应，车载心电监护提示"室颤"，听诊心音消失，万分危急！

杨医生当即判断患者出现"再灌注心律失常，心室颤动"，立即行电除颤，并静脉注射利多卡因。

随车护士配合杨医生对患者持续心外按压。

救护车司机专注驾驶，并紧急联系宜昌交警，开通绿色通道，保证救护车在城区道路上安全快速通行。

17点23分，救护车安全到达宜昌市中心人民医院，医生立即对患者实施抢救并紧急介入。所幸手术顺利，术后患者入住重症监护室，生命体征平稳，已脱离生命危险。

通过胸痛救治单元认证的卫生院，可以做到及时诊断胸痛患者、早期溶栓、与上级医院转运无缝连接。患者在转运过程中，出现"室颤"时，医务人员处理冷静及时，为患者顺利完成后续治疗提供有力保障，这也是胸痛救治注重培训，能力提升的表现。

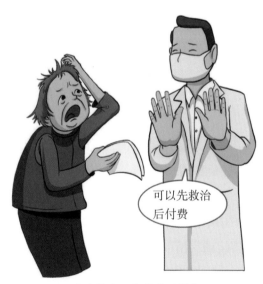

胸痛优先，先救治后付费

第三章

雪夜奔赴，生死竞速

寒冬时节，大雪封门，夜晚一片寂静，所有人都在睡梦中。

凌晨 3 点半，家住湖北省宜昌市长阳土家族自治县榔坪镇八角庙村的一位 74 岁老人突发胸闷、胸痛、恶心、呕吐，她自己认为这只是普通的疼痛，半小时后疼痛加剧，才给女儿打了电话。

早晨 6 点多，老人及家人一行人冒雪赶到榔坪镇卫生院乐园分院就诊，值班马医生第一时间按胸痛救治流程为患者做了心电图检查，并将检查结果第一时间上传到长阳土家族自治县人民医院胸痛中心微信群。

长阳土家族自治县人民医院胸痛中心通过远程会诊，确诊患者是急性下壁心肌梗死，病情危急，需要马上进行介入手术治疗。随即，指导卫生院医生给予"心梗一包药"，与家属沟通病情，并联系医院 120 急救中心协助转诊，一场生死竞速的救援就开启了。

6 点 42 分，刚刚结束出诊任务的 120 医生杨灿、护士刘迎雪及司机邱劲松在接到出诊安排后，顾不得满身疲惫再次出发。作为急救人员，他们明白，对于急性心肌梗死患者来说，时间就是生命！

榔坪镇卫生院乐园分院所在的乐园村地处长阳高山地带，前几天的积雪还没有融化，当天的大雪一直未停，树枝多被压弯，有的甚至被压断了。道路一直被厚厚的冰雪覆盖着，救护车的行进困难重重。

但这丝毫没能难住几位出诊人员，他们带链条、垫石头，一路向前，遇到路面坡度大和迎面来车等情况，车停住后起步很难，但没有人退却。平日里一个半小时就能到达的路程，那天却耗费了他们近 4 小时的时间，才平安到达榔坪镇卫生院乐园分院。

当再次评估患者基本情况、复查心电图，一切准备就绪后，几位出诊人员又立马踏上了返程之路。

"到达卫生院时，其实我们几个都很饿、很渴了，但想到患者的病情不能再耽搁，要尽可能地为她赢得更多的抢救时间，所以顾不上喝口热水，我们就往回赶了。"事后，出诊医生杨灿这样说道。

在转运途中，长阳土家族自治县人民医院胸痛中心也提前为患者办理好入院手续，并做好手术准备。

下午1点多，患者被送进手术室，手术十分成功！

经过后期观察治疗，患者现已顺利出院，为感谢县乡两级医务人员救治及时，家属特意写来一封长长的感谢信。

这封感谢信，既是对两地医务人员工作能力的肯定，也是对该县胸痛救治工作的一种鞭策。医院要不断提高胸痛救治能力，提高救治效率。

同时，也提醒广大群众，一旦发生胸闷、胸痛，切记时间就是生命，除了及时拨打120急救电话，还要把握好120分钟的黄金救治时间。

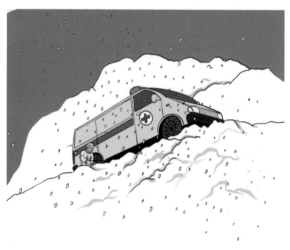

天冷心梗高发，记住两个120

第四章

无缝对接！一条生命绿色通道

10月25日，家住陕西省安康市紫阳县高滩镇高滩村4组的老程就因为突发胸痛，导致生命岌岌可危，最终通过镇、县、市三级胸痛救治体系协同救治，成功将他从"鬼门关"拉了回来。

"那种疼痛，估计没几个人受得了。当时如果不是抢救及时，我这条命也就没了！"老程提起一个月前的那次经历，至今仍然心有余悸。

当日，老程像往常一样到镇上采购生活用品，突然感觉胸口疼痛，用手揉了揉后，便在原地休息，但这一休息不仅症状没有缓解，胸口还越来越痛。

"前几年我兄弟也是突然胸痛，没一会儿人就没了，我当时想自己的症状和他差不多，就立即起身往卫生院跑了一小段，最后实在动不了了，感觉自己要死了。"老程说。

被路人送到高滩镇卫生院后，医务人员见状，怀疑老程患有急性心肌梗死，便立即为他开通绿色通道，实施紧急救治，并将心电图检查结果传输至紫阳县人民医院胸痛中心工作群，经市、县专家判断，老程很可能为广泛前壁性急性心肌梗死。

为争取抢救时间，紫阳县人民医院胸痛中心一边远程指导卫生院医务人员对老程进行溶栓前抗血小板聚集及抗凝用药，一边派出中心值班医生前往卫生院帮助开展溶栓治疗。

50分钟车程后，值班医生顺利抵达卫生院，即刻为老程进行溶栓治疗。治疗结束后，老程的胸痛症状得到了明显缓解，经初步判断溶栓成功，复查心电图，并在卫生院留观1小时，无其他明显症状。

为保障老程转运途中的生命安全，值班医生陪同他转运至安康市中心医院。到达目的地后，医务人员为老程进行检查，结果显示溶栓是有效的，但血

管还可能再堵塞，随时还有可能危及生命。在与家属沟通后，最终为老程放了
支架，术后恢复良好。

"现在干活后偶尔会觉得胸闷，但比以前要强多了，我也准备就这两天再
去医院复查，同时还要好好感谢医生们给了我第二次生命。"老程说。

本次老程能够得到及时救治，得益于全程镇卫生院—县医院—市医院各个
环节无缝对接，开通了这一条救命的绿色通道，为胸痛患者生命安全提供了有
力保障。

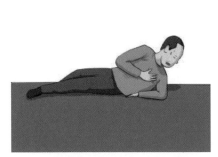
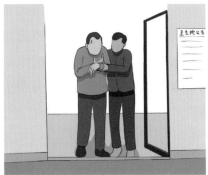
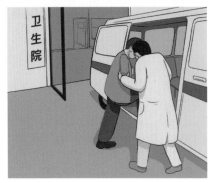
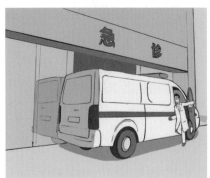

绿色通道高效救治心肌梗死患者

第五章
一位普通村医的自白

在中国的农村，许多无名的乡村医生默默奉献一生，他们在广阔的土地上，用自己的肩膀担起守护百姓健康的重任。

云南省玉溪市华宁县华溪镇小寨村卫生院的施晓萍就是这样的一位医生，下面是她分享对胸痛救治工作的感想。

工作心声

近些年，随着经济的发展，乡村面貌日新月异，广大群众生活水平也越来越高，对医疗条件的追求也是水涨船高，同时也使得乡村医生面临着更多的机遇与挑战。

就比如说胸痛的患者，以前我们这里不是没有胸痛的患者，但是由于经济因素和对疾病认识的不全，大家都不是那么重视。一些群众发生了胸痛，都认为不是什么大事，都以为是吃多了撑到了、干活干累了、胃不舒服，等等。很多胸痛的群众都是到了疼痛难耐或者是家属发觉不对劲的时候才去就医，结果耽误了最佳的救治时间。情况好点的，花了钱，保住了命，却落下严重的后遗症；情况不好的，人财两空。在农村，尤其是中青年男性，一旦倒下，一个家庭可能也就倒下了。所以针对农村的胸痛患者，应当加大胸痛科普宣教，能让他们及时就医，从而获得最佳的救治时间。

在农村，大家都是早出晚归的，天不亮就要到地里干农活，天黑了才回家，回家吃完饭，洗洗漱漱也就该睡觉了。平时想要获得一些关于健康的知识也比较难，一是缺时间，二是缺途径。所以在农村推广胸痛知识科普难度特别大。

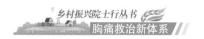
二 在乡村，胸痛知识科普工作是如何开展的

结合我们这里的特殊情况，我们当地的胸痛知识科普是这样的：

一是在赶集的时候，由我们镇卫生院的科普团队到我们这里，通过宣讲，摆放科普资料、图片，发放宣传资料的形式进行科普。

二是在公共卫生工作如一年一度的老年人体检时，镇卫生院宣讲团队和体检团队入村宣传，由我们通知各村各户，让他们送老人到各村公益房，完成老年人体检的同时完成健康知识宣讲。

三是各卫生室和镇卫生院在平时诊疗时，对患者进行筛选，对高血压、糖尿病等慢性病患者、高危人群进行建档和跟踪随访，通过入户测血压、测血糖等方式管理慢性病患者，同时将健康知识带入村民家中，让患者及家属同时接受健康知识宣教。

四是要宣讲参加医保的好处，让群众知道医保的相关政策、就医报销、大病报销等，同时把我们当地发生胸痛的真人真事说给他们听。例如，我们镇卫生院以及上级医院对胸痛患者先诊疗后付费的救治政策，让胸痛患者不再因为经济问题延迟就医或耽误治疗，鼓励群众积极参加医保，让生病就医有保障。

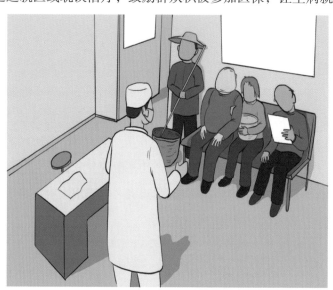

基层医生向群众普及胸痛知识

三　结语

乡村医生是农村居民健康的"守门人",也是农村居民健康的"贴心人"。乡村医生除了做好日常基本工作外,还需要积极在村内进行健康知识宣传教育。

寒来暑往,年复一年。千万乡村医生在祖国各个角落,以勤奋朴实、忠诚执着、敬业奉献诠释着医者的责任与担当。

同时,医学知识日新月异,要担任新形势下乡村医生的工作,还需要不断学习提高。上级单位应当紧紧围绕乡医需求,充分发挥自身的作用,不断完善创新,为广大乡村医生传经送宝,共同助推基层医疗卫生事业的发展。